健康行動の科学

身体組成学

栄養・運動・健康

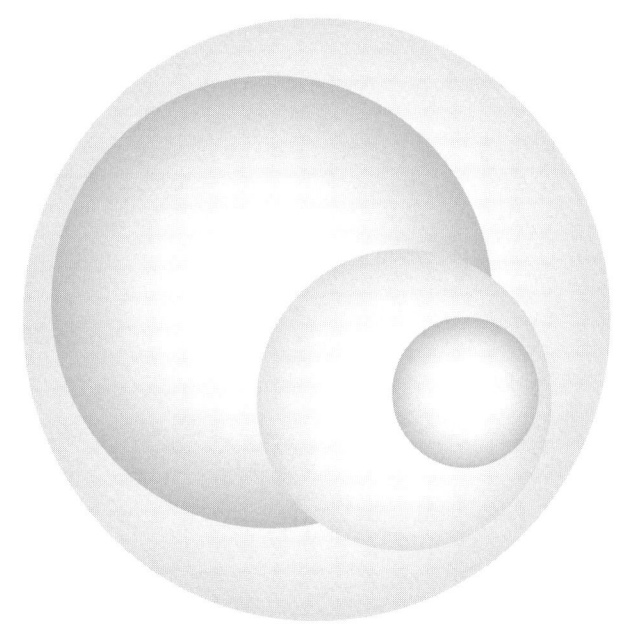

小宮秀一・中尾武平 共著

技報堂出版

はじめに

　健康に対する社会的ニーズは高く，医学や体育学など既存の学問がそれぞれに対応し，ある程度の成果をあげている．しかし，個体内環境，ライフスタイル，社会システムを包括した holistic な人間環境のなかで，多くの要因との関係からヒトの健康を科学する学問体系はいまだ未熟である．Interdisciplinary Science として「健康科学」(Health Science) が提唱されているが，これもまた未成熟である．その理由は，既存の個別的な学問と新しい学際的な学問が相互作用する学問体系が育っていないからであろう．そこでわれわれは，健康に関する新しい学問領域が必要と考え，既存の個別学問を学際的科学へつなぐものとして「健康行動科学」(Health and Behavior Sciences) を提唱した．

　科学は，現象の観察から始まり，現象と現象の間の相関関係を定式化してある法則を発見する．定式化された法則が集まり，一つの体系ができる．しかし，科学が極めて狭い部分だけを対象にすれば，精密にはなるが，部分において真実であることが全体においても真実であるとは限らないという矛盾に悩まされる．逆に全体を対象にすると，現象の記述にとどまり，相関関係の発見や法則性の発見にはつながらない．健康行動科学が実像に迫る研究法は，仏像をつくる彫像法に似ており，純粋自然科学の研究法である塑像法とは異なる．したがって，健康行動科学が発見する相関関係は，普遍的で客観的に法則化できるものではないかもしれないが，多くの他領域の学問が発見した経験の集積を用いた貴重な知恵といえる．

　健康行動科学は，人間環境のなかに内在する健康関連要因を，栄養・運動・発育・加齢といった Human Biology 的立場と，人間関係・ストレス・社会システムといった Human Psycho-sociology 的立場からその関係を追求して，健康行動として起こる生物学的適応・心理学的適応・社会学的適応のメカニズムに迫る学問領域である．このような健康行動科学に含まれる身体組成学あるいは身体構成学は，ヒトの身体的健康に関わる基礎的な領域として多くの研究分野の基礎をなす．これらの事実は以下のことからも理解できる．つまり，ヒトのからだは外から物質を取り込み，これを利用して生命を維持している．また，人体は水，蛋白質，脂質，グリコーゲン，ミネラルなどの化合物から構成されており，これらは取り入れた栄養素によって常に置き換えられている．すなわち，からだは食物に

含まれている多くの物質と同じもので構成されており，栄養素摂取の過剰と不足，およびインバランスは身体組成においても過剰と不足やインバランスを生じさせる．一方，摂取した各種の栄養素は体内で重要な生理作用をもっているため，人体を構成している化学的な組成の過剰と不足やインバランスは人体の生理機能に変化を起こし，自覚的・他覚的な臨床症状を示す．すなわち，身体組成学が多くの研究分野の基礎をなしていることは，至適な健康状態の維持が，栄養素とエネルギー源の適切な供給とそれらの有効な利用によって構築される身体組成に依存しているからである．現在，わが国における身体組成学の研究はそれほど高いレベルにない．しかし，健康に関する研究領域は多岐にわたるため，特に自然科学領域からの健康行動科学へのアプローチは，身体組成の知識なくしては成り立たない．身体がどのような物質から構成されているかを知ることはその第一歩となる．とりわけ，これらの構成物質からなる身体は，ライフスタイル（特に，不活動でストレスに富んだ）のなかに存在し，発育と加齢に伴い変化していくが，特に身体活動（運動）や食行動（栄養）などの健康行動の影響によって体内の状態は変化する．したがって，ill health を回避し good health を維持するためのメカニズムを身体構成要素のレベルから追求することは極めて重要なのである．

　健康行動科学を専攻する学生は，健康に関する幅広い視野と高度な能力を身につける必要がある．一方教える側からいうと，多様な学生に基礎学問である身体組成学を十分かつ適切に講義することは必ずしも容易でない．しかも，これまで，健康行動科学，栄養学，体力科学，臨床医科学など人体が機能するときの状態を体系的に研究し，法則性を明らかにしようとする学生のための身体組成学の教科書もほとんどなかった．このような現実をふまえ，本書は，健康行動科学における身体組成学の枠組みを系統的に学べる構成とし，基本事項にしぼって取り上げ，平易な解説を施した．また，多くの図表を用いて理解を助けるよう配慮したつもりである．健康に関する専門職や研究職を目指す学生諸君が身体組成学の基礎知識を学んだ後，さらに知識を深めていかれることを強く願っている．

　最後に，本書の刊行にあたり格別のご理解とご協力をいただいた技報堂出版編集部の宮本佳世子氏に厚くお礼申し上げる．

2002 年 10 月

小宮　秀一

目　　次

第 1 章　身体組成研究の概要

1.1　身体組成 ………………………………………………………………… *1*
　　（1）　人体を構成する元素 ……………………………………………… *2*
　　（2）　人体を構成する化合物 …………………………………………… *3*
　　（3）　人体を構成する細胞 ……………………………………………… *4*
　　（4）　人体を構成する組織 ……………………………………………… *5*
　　（5）　身体組成の 2 成分モデル ………………………………………… *6*
1.2　身体組成に関する研究史 ……………………………………………… *7*
1.3　身体組成に関する研究領域 …………………………………………… *11*

第 2 章　身体組成の評価

2.1　身体組成の推定法 ……………………………………………………… *13*
　　（1）　身体密度計測法 …………………………………………………… *17*
　　（2）　皮下脂肪厚法 ……………………………………………………… *23*
　　（3）　体水分法 …………………………………………………………… *29*
　　（4）　インピーダンス法 ………………………………………………… *35*
2.2　身体組成の標準値 ……………………………………………………… *40*

第 3 章　人間環境と身体組成

3.1　発育・成熟・加齢と身体組成 ………………………………………… *46*
　　（1）　体脂肪量の年齢変化 ……………………………………………… *47*

i

　　　　(2)　除脂肪量の年齢変化 ……………………………………… 49
　　3.2　栄養と身体組成 ……………………………………………………… 52
　　　　(1)　生体のエネルギー …………………………………………… 53
　　　　(2)　生体でのエネルギーの流れ ………………………………… 55
　　　　(3)　エネルギーの摂取量と消費量 ……………………………… 56
　　　　(4)　エネルギーの摂取量と消費量のバランス ………………… 58
　　3.3　身体活動と身体組成 ………………………………………………… 61
　　　　(1)　身体活動と体脂肪量 ………………………………………… 63
　　　　(2)　身体活動と除脂肪量 ………………………………………… 67

第 4 章　日本人の身体組成

　　4.1　日本人のからだ ……………………………………………………… 69
　　　　(1)　身長と体重の時代推移 ……………………………………… 70
　　　　(2)　身長と体重の年齢変化 ……………………………………… 71
　　　　(3)　日本人の身長と体重のバランス …………………………… 71
　　4.2　日本人の体脂肪量 …………………………………………………… 73
　　　　(1)　体脂肪量と体脂肪率の年齢変化 …………………………… 73
　　　　(2)　体脂肪分布の年齢変化 ……………………………………… 75
　　4.3　日本人の除脂肪量 …………………………………………………… 78
　　　　(1)　除脂肪量の年齢変化 ………………………………………… 79
　　　　(2)　除脂肪量と体脂肪量の関係 ………………………………… 80

第 5 章　肥満と身体組成

　　5.1　肥満の社会的背景 …………………………………………………… 85
　　5.2　体脂肪の蓄積 ………………………………………………………… 88
　　　　(1)　脂肪細胞における脂肪の合成と分解 ……………………… 90
　　　　(2)　脂肪細胞のサイズと数および体脂肪分布による
　　　　　　 肥満のタイプ …………………………………………………… 93

　　　　（3）肥満の基準と身体組成 ……………………………………… 95
　5.3　肥満と疾病 …………………………………………………………… 106
　　　　（1）内臓脂肪と代謝異常 ………………………………………… 107
　　　　（2）内臓脂肪の蓄積 ……………………………………………… 107

第6章　痩せと身体組成

　6.1　痩せ志向 ……………………………………………………………… 110
　6.2　痩せの身体組成 ……………………………………………………… 113
　6.3　痩せの身体組成と身体機能 ………………………………………… 117

第7章　脂質代謝の促進と体脂肪蓄積の抑制
　　　　——カプサイシンとレプチン

　7.1　カプサイシン ………………………………………………………… 119
　　　　（1）トウガラシ …………………………………………………… 119
　　　　（2）カプサイシンの吸収と代謝 ………………………………… 120
　　　　（3）カプサイシンによるエネルギー産生の促進 ……………… 122
　　　　（4）トウガラシの日常的な多量摂取と身体組成 ……………… 123
　7.2　レプチン ……………………………………………………………… 126
　　　　（1）肥満遺伝子 …………………………………………………… 126
　　　　（2）レプチンの生理作用 ………………………………………… 128
　　　　（3）ヒトの肥満とレプチン ……………………………………… 130
　　　　（4）ヒトの肥満の原因は「レプチン抵抗性」である ……… 131

第8章　身体の構造と健康行動

　8.1　ヒトは動くことを運命づけられた生物 ………………………… 133
　8.2　直立二足姿勢と直立二足歩行に適応したからだ ……………… 134
　　　　（1）直立二足歩行への進化 ……………………………………… 137

(2) 把握性を犠牲にし，強固になった足 ……………………… *138*
　　　(3) 脚筋，骨盤，脊柱，胸郭の適応 …………………………… *139*
　　8.3　歩かないヒトの健康危機 ……………………………………… *142*

参考・引用文献 ……………………………………………………… *145*
参考図書 ……………………………………………………………… *155*
索引 …………………………………………………………………… *157*

第1章
身体組成研究の概要

　本章の目的は，まずヒトのからだを構成する要素（身体組成，body composition）の概要をつかみ，第2章以降の理解を促すことである．もう一つの目的は，ヒトの身体組成を死体解剖することなく知る必要性から，100年以上にわたり研究されてきた先達の業績を辿り，現在用いられている多くの身体組成分析法の原理に関する理解を促すことである．また，人体計測学（anthropometry）では明らかにできない生体の生理学的な諸反応に関連する要素として身体組成を考えるとき，そこには身体組成が関与する幅広い研究領域がある．ここでは，人間生物学（human biology）の観点から身体組成学の研究領域にも触れておきたい．

1.1 身体組成

　体重は人体を構成する要素の総計である．したがって，身体組成，体組成あるいは体構成には body composition という用語が適用され，それらは人体を構成する種々の成分を意味している．

　現在，身体組成学は非観血的解剖（bloodless dissection）によって，生体をいくつかの成分に区分することを可能にした．

　われわれはいろいろな形の物質に囲まれて生活しているが，われわれのからだも物質である．これらの物質は化合物の集合体であり，気体，液体，固体というさまざまな形をしている．自然界には106の元素が存在し，これらの元素が結びついて化合物はできている．この元素を原子（atom），化合物を分子（molecule）と呼ぶ．1個の分子をつくっている原子の種類，数，結びつき方によって，多くの種類の分子がつくられる．

第1章 身体組成研究の概要

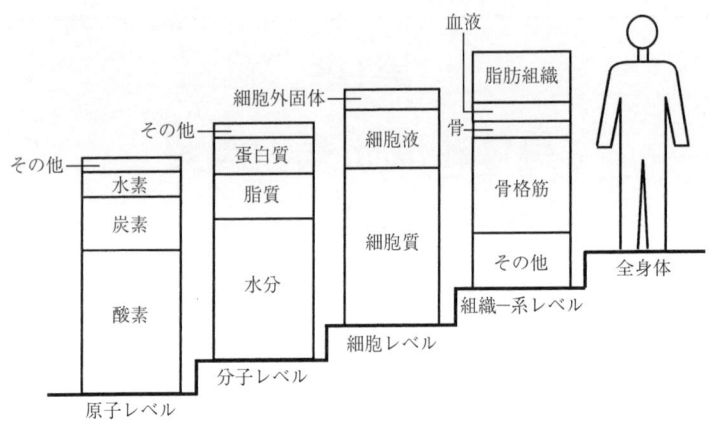

図 1.1 五つのレベルからみた人体の構成要素
（Wangら，1992 を著者修正）

人体を構成する多くの成分は，原子，分子，細胞，組織の各レベルに分類でき，それらは有機的組織体として全身体（whole body）を構成する（図1.1）．

（1）人体を構成する元素

人体を構成する物質の最小単位は原子や元素で，特別な生命用の元素があるわけではなく，地球上に普遍的にみられる元素である．自然界に存在する元素のうち 50 までは，すでに人体でも確認されている．人体を構成する元素のうち，酸素（O），炭素（C），水素（H），窒素（N）の4元素が全体の 96％ を占め，最も多い酸素だけで 60％ 以上を占めている．これらの元素は，後に述べる水（O, H），蛋白質（O, C, N, H），脂質（O, C, H），炭水化物（O, C, H）を構成するので，多いのは当然である．次に，人体を構成する無機質（ミネラル）のうち，カルシウム（Ca），リン（P），カリウム（K），イオウ（S），ナトリウム（Na），塩素（Cl），マグネシウム（Mg）の7種が多く，O，C，H，N と合わせて人体の主要元素と呼び，からだの 99.8％ を構成する．残りの元素は，非常に量が少なく，微量元素と呼ばれる鉄（Fe），亜鉛（Zn），銅（Cu），クロム（Cr），ヨウ素（I），セレン（Se），コバルト（Co），マンガン（Mn），フッ素（F），モリブデン（Mo）などである．

（2）人体を構成する化合物

　これらの原子で組み立てられている化合物（分子）を有機化合物と無機化合物の二つに分類すると，人体を構成する化合物は，有機化合物が体重の約30％で，そのうち蛋白質が16〜17％，脂質が13〜16％であり，そしてごく微量の炭水化物が含まれる．したがって，残りの約70％は無機化合物ということになる．しかし，この無機化合物の95％は水であり，残りの5％は無機質（ミネラル）である．

　人体において最も豊富な化合物は水であり，成人の体内総水分量（total body water）は体重の60〜65％，新生児では75％にも達する．からだのなかの水はいろいろな物質を溶かし込んでおり，これらを体液（body fluid）と総称し，細胞内に存在する細胞内液（intracellular fluid：ICF）と細胞外にあって細胞の生活環境を構成する細胞外液（extracellular fluid：ECF）とに分類される．細胞内液・細胞外液とも特有の溶液をなしているが，体液の組成は海水の組成とよく似ている．細胞外液は，組織の間質にあって直接細胞に接している間質液（interstitial fluid：ISF）と，血管内を循環し，全身の間質液の組成や物理的性質を均一化し，物質や熱の遠隔部への輸送の媒体の役割をなす血漿（blood plasma）とに分類される．このほかの消化管内液，脳脊髄液，腺導管内液，尿細管内液，膀胱内液（尿），眼球内漿，眼房水，関節嚢内液なども細胞外液ではあるが，やや異なった特殊性をもつので細胞超越液（transcellular fluid）と呼ばれる．体液の主成分である水は，特有の物理的性質をもっており，それが生体にとって特に重要な意味をもっている．つまり，生体内の化学反応はほとんど水溶液中で起こるので，水は「化学反応の場」を提供していることになる．

　生体内で水の次に多い化合物は脂質（lipid）である．ヒトのからだは，水に溶けるものと油に溶けるものからできている．油に溶けるとは，ベンゼン，クロロホルム，エーテル，石油ベンジンなどの有機溶媒に溶けるということである．生体成分のうち有機溶媒に溶けるものを脂質と呼ぶ．脂質は，化学構造における共通の特徴によって，単純脂質，複合脂質，誘導脂質に分類される．単純脂質は脂肪酸とアルコールのエステルで，中性脂肪（triglyceride）とロウがあり，生体組織中ではみえる形で分布するものが多い．脂質と脂肪（fat）という用語がしばしば混同して使用されるが，脂肪は中性脂肪（真正脂肪）と同義語であるため脂

質全体のサブグループである．中性脂肪は貯蔵脂質であり，皮下脂肪などのようにエネルギー源としてストックされている．ロウは生体表面を保護する働きをする．複合脂質は，脂肪酸とアルコールのエステルを基本とし，これにリン酸や糖などが結びつくので，リン脂質，糖脂質などに分類され，生体内では蛋白質と結びついている（リポ蛋白質）場合が多く，中性脂肪のように目で見分けることはできない．これらの脂質は構造脂質であり，細胞膜などの構成成分である．その他の脂質（誘導脂質）は単純脂質や複合脂質以外の脂質であり，ステロイドや脂溶性ビタミン類のような機能脂質である．一方，脂質は細胞膜を形成し，重要な働きをする必須脂質（essential lipid，糖脂質など）とエネルギーの貯蔵庫や断熱作用をもつ非必須脂質（nonessential lipid，中性脂肪）に分類することができる．成人男性における総体脂質の90％までは非必須脂質（中性脂肪）である．

　蛋白質の「蛋」は卵を意味する．つまり，卵の白身と同じ物質のグループを蛋白質というのである．英語のproteinはギリシャ語のproteios（最も重要なもの，第一人者）からきている．蛋白質は，筋肉や臓器など生体を形づくる重要な材料であり，体内の化学反応（代謝）を促進する触媒（酵素）にもなる．また，ホルモンのあるものは蛋白質でできている．このように，あらゆる生命現象は蛋白質分子の働きを軸に営まれている．身体組成研究で使われる蛋白質は，窒素を含んだすべての化合物を意味しており，成人男性における体重の約15％に相当する．

　無機質（ミネラル）という用語は，多くの金属元素（Ca, Na, K）と非金属元素（O, P, Cl）を含む無機化合物のカテゴリーで使われ，類似した用語である灰分（ash）は，500℃で長時間熱せられた生物サンプルの残渣である．成人男性の総ミネラル量は，体重の約5.3％に相当する．

　炭水化物の貯蔵形態であるグリコーゲンは，成人でも通常400g以下とされており，細胞質にみられ，筋（非乾燥重量の1％以下）と肝臓（2.2％）に含まれている．

（3）人体を構成する細胞

　人体を構成する細胞は，細胞質（cell mass），細胞外液（extracellular fluid），細胞外固体（extracellular solid）の区分からなっている．細胞質は，脂肪細胞質（fat cell mass）と除脂肪細胞質（fat-free cell mass）とみなされ，細胞外液は血

漿と間質液，細胞外固体は有機細胞外固体と無機細胞外固体から構成される．次に，これらは組織（tissue），器官（organ），系（system）を構成する．

(4) 人体を構成する組織

組織は，筋組織，結合組織，上皮組織，神経組織の四つのカテゴリーに区分できる．身体組成研究では，筋組織（muscular tissue），骨組織（bone tissue），脂肪組織（adipose tissue）が重要である．筋組織は，横紋骨格筋組織，平滑筋組織，心筋組織に細分することができる．骨組織は，骨細胞からなる結合組織であり，脂肪組織もコラーゲン，弾性線維，線維芽細胞，毛細血管からなる結合組織の一種である．

器官は，一つあるいはいくつかの組織から構成され，密接に関連した機能をもつ数個の器官が器官系（筋骨格系，皮膚系，神経系，循環系，呼吸系，消化系，泌尿系，内分泌系，生殖系）を構成する．

表1.1は，成人男性（体重70kg）における組織および器官の重量とそれらが体重に占める割合を示している．骨格筋，脂肪組織，骨，血液，皮膚および内臓の5成分が体重の約85％を占めている．そのうち骨格筋は，脂肪組織を除いた成分の約半分を占めている．

骨格筋は，筋組織，神経，腱，間質性脂肪組織（interstitial adipose tissue）か

表1.1 人体を構成する主要な組織と器官（体重70kgの男性）

組織および器官	総量（kg）	体重当たりの割合（％）
骨格筋	28	40
脂肪組織	15	21
皮下脂肪	7.5	11
内臓脂肪	5	7.1
間質性脂肪	1	1.4
脂肪髄	1.5	2.1
骨	5	7.1
血液	5.5	7.9
皮膚	2.6	3.7
肝臓	1.8	2.6
中枢神経系	1.4	2
胃腸管	1.2	1.7
肺	1	1.4

（Snyderら，1984を著者修正）

らなっており，この間質性脂肪組織を除くと骨格筋の約20％は蛋白質である．

脂肪組織は脂肪細胞，血管，構成元素を含んでいる．脂肪組織は本来脂肪の貯蔵場所であるため，健康な成人の脂肪組織における化学的組成の約80％が脂肪であり，18％が水分，2％が蛋白質である．脂肪組織はその分布によって，皮下脂肪（subcutaneous fat），内臓脂肪（visceral fat），間質性脂肪（細胞や器官の間隙に点在する），黄色脂肪髄（yellow fatty marrow）の4タイプに分類できる．しかし，脂肪組織の主要な分布場所は，皮下（体重の約11％）と内臓周辺（約7％）であり，これらの部位に存在する脂肪は非必須脂肪（nonessential fat）あるいは貯蔵脂肪（storage fat）とも呼ばれる．一方，量的に多くはないが骨髄，脳，脊髄，内臓器官内に貯蔵されて，生理機能に不可欠な脂肪がある．これらの部位の脂肪を必須脂肪（essential fat）と呼び，これには乳腺や骨盤部位などの女性固有の脂肪（gender-spesific fat）も含められる．

つまり，人体を構成する組織は，脂肪組織と脂肪組織を除外した残りの組織（脂肪のない組織，lean tissue）とに大別できる．

(5) 身体組成の2成分モデル

身体組成研究では，体重を構成する身体組成を体脂肪量（body fat mass：BFM）と除脂肪量（lean body mass：LBM）に二分する2成分モデル（2-component model）が一般的である．図1.2は，体重をこの2成分モデルで表したときの各構成要素である．

脂質は，必須脂質と非必須脂質とに分類できる．非必須脂質の大部分は，貯蔵脂肪である中性脂肪であり，動員可能なエネルギーの貯蔵庫である．しかし，必須脂質と非必須脂質は構造的にも機能的にも異なってはいるが，それらの有機溶媒中での溶解性は同じであり，試験管中でもそれらを明確に区別することはできない．まして，生体で必須脂質の重量を定量することはでき

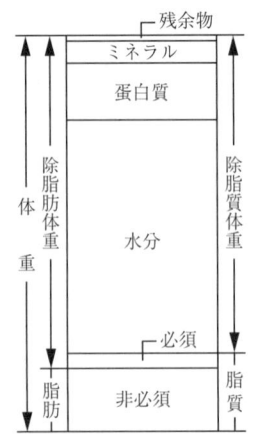

図1.2　2成分モデルによる体重の構成要素

ない．つまり，概念として体脂肪量（BFM）は貯蔵脂肪である中性脂肪の量を指し，必須脂質は水，蛋白質，ミネラル，その他の残余物と統合されて除脂肪量（LBM）の構成要素と考える．しばしば，Lean Body Mass（LBM）と Fat-Free Mass（FFM）という用語が使用されるが，これらは同義語と考えて差し支えない．したがって，身体組成は，この2成分モデルを用いて，以下のように表すことができる．

$$体重＝（必須脂質＋水＋蛋白質＋ミネラル＋残余化合物）＋非必須脂質$$
$$＝除脂肪量＋体脂肪量＝FFM＋BFM ≒ LBM＋BFM$$

身体組成研究では，三つの主要な組織である筋，骨，脂肪が特に重要である．それらは成人男性における体重の約70%を構成する．筋組織と骨組織は，LBMの半分以上を占め，全身の代謝や生理機能と密接に関連している．2成分モデルにおける脂肪組織は，必須脂質や性固有の脂肪を含んでおらず，断熱や動員可能なエネルギーの貯蔵庫としての機能をもつ組織である．したがって，この貯蔵脂肪の過剰蓄積は肥満との関連で注目されている．また，この貯蔵脂肪は分布する部位によって皮下脂肪（subcutaneous fat）と体内深部脂肪（internal fat）に大別され，近年，腹部の内臓周辺，特に腸管膜や大網に蓄積している内臓脂肪（visceral fat）量が肥満による健康リスクと強い正の相関を示すことから注目されている．

1.2 身体組成に関する研究史

身体組成の研究は100年以上に及び，身体組成（body composition）という用語も今日広く使われるようになった．

化学は18世紀に登場し，19世紀には飛躍的な発展を遂げて種々の元素が発見され，多くの有機化合物が認知された．19世紀の生化学者である Justus von Liebig は，ヒトのからだが食物に含まれている多くの物質と同じものを含んでいることを発見した．19世紀の中頃，Albert von Bezold は，動物の発育には水分容量の減少と灰分容量の増加が伴うことを発見し，若い動物と成熟した動物では，身体組成が異なることを明らかにした．同じ頃，Lawes, J. B. と Gilbert, J. H. は，食用獣肉として使われる動物を利用して脂肪含有量の変化を検討し，体水分量が

脂肪含有量とは逆の変化を示すことを明らかにした．また，Bischoff, E. は，成人の死体を分析して水分容量を検討した．この研究は，Fehling, H. や Camere, W. らによる胎児と新生児の身体組成研究に引き継がれた．続いて，19世紀の終わりに Katz, J. が筋の詳細な分析を行った．このようにして，19世紀の終わりまでには，水分，脂肪，窒素，ミネラルに関する胎児の化学的組成が確立された．一方，栄養状態を評価する人体計測法としての皮下脂肪厚の測定は，Richer, P. によって19世紀の後半に実現していた．しかし，比較的正確に皮下脂肪厚を測定する特殊なペンチ型キャリパーが開発されるのは1930年代である．

20世紀初頭，Voit, E. と Rubner, M. は生理機能が関連する組成を「活性原形質容量」（active protoplasmic mass）と呼び，その4年後，Magnus-Levy, A. によって生きた被験者の体脂肪含有量を推定する最も基礎となる除脂肪量（fat-free mass）という概念が構築された．その後，この概念は Hastings, A. B. と Eichelberger, L. による一連の組織分析によって洗練された．これらのことから，中性脂肪が水，窒素，電解質を含まず，組織分析の結果を除脂肪ベースで表現する現在の一般的な方法が確立されたといえる．この間，Shaffer, P. A. と Coleman, W. は筋量の指標として尿中のクレアチニン排泄量を用い，Matiegka, J. は身体的効率に関して人体を筋，脂肪，骨に細分する人体計測学的方法を開発した．

20世紀初頭において，身体組成が発育期に変化することは知られていたが，身体組成の変化に「成熟」が考慮されるようになるのは，Moulton, C. R. の「化学的成熟」（chemical maturity）の概念が発表された以後である．しかし，化学的組成が完成するには，全身分析を実施した Iob, V. と Swanson, W. W. の研究を待たなければならなかった．

この間に，体液量の概念が確立され，最初に Keith, N. M. らによる血液量の定量が，その後，その他の体液区分量の概念が追加され，代謝バランスの概念が構築された．Cathcart, E. P. や Benjamin, E. らは窒素の変化を検討し，Darrow, D. C. らや Gamble, J. L. らは種々の体液区分における変化を検討して，ナトリウム・バランスとカリウム・バランスが細胞外液量と細胞内液量，それぞれの変化をみるために使用できることを示した．

Urey, H. C. らによって重水素が発見された直後，Hevesy, G. と Hofer, E. ら

は総体水分量（Total Body Water：TBW）を推定するために，この同位元素を用いた．その後，Moore, F. D. は同位元素を用いてナトリウム（total exchangeable sodium）とカリウム（total exchangeable potassium）の概念を紹介した．

人体が除脂肪組織と脂肪組織から構成されるという身体組成研究で今日最も広く用いられている2成分モデル（2-component model）の概念は，1930年代初期の研究に端を発している．

まず，Behnke, A. R. らは，約2000年前の数学者アルキメデスが発見した原理を応用して体積（body volume）を正確に推定し，人体の除脂肪と脂肪の相対比を推定する方法を示した．次に，Rathbun, E. N. と Pace, N. は，比重（specific gravity）から体重に占める脂肪の割合（体脂肪率，% BF）を計算する式を開発した．

人体におけるこれらの構成要素を直接分析するには，新しい死体による解剖によってのみ可能である．しかし，この方法には多くの問題があるため，これまでにも Keys, A. と Brozek, J. らの研究など極めて少ない．そこで，Siri, W. E. や Brozek, J. らは，この死体解剖の結果を用いて，身体密度（body density）から体脂肪率を推定する経験式を開発し，身体密度計測法（densitometry）という間接法を確立した．

Pace, N. と Rathbun, E. N. は，各種哺乳動物の総体水分量を直接法で測定し，除脂肪組織に含まれる水の割合が73.2 %で生物学的に一定であることを明らかにした．つまり，総体水分量を測定し，この水和定数を用いることで除脂肪量（LBM）が推定できることを示した．その後，Soberman, R. らは，アンチピリンというトレーサーを用いて総体水分量を測定する方法を開発し，Osserman, S. F. らは，総体水分量から計算したLBMと身体密度から計算したLBMがよく一致することを認め，ここに化学的水分法（hydrometry）という間接法が確立した．

人体がγ線を放射することは知られていたが，^{40}K（potassium-40）の身体容量が適当な機器によって検出でき，定量できることを発見したのは Sievert, R. M. であった．その後，Forbes, G. B. らは，除脂肪組織が一定のカリウム容量をもつという原理を利用して，非侵襲的に除脂肪と脂肪を推定する^{40}K（ホールボディ・カウント）法という間接法を確立した．

第1章 身体組成研究の概要

クレアチニン（creatinine：Cr）は，筋中でクレアチン（phosphocreatine）から産生され，食餌のなかには多量に含まれていないことから，尿中のCr排泄量が初めて筋量の指標として考えられたのは20世紀初頭であった．その後，Forbes, G. B.とBruining, G. J.は，^{40}K法と比較して尿中Cr排泄量とLBMが高い相関を示すことを明らかにし，24時間に排泄されたCr量からLBMを推定する式を開発した．しかし，この仮説を実証したのは1981年のSchutte, J. E.らであり，この時点で尿中クレアチニン排泄量（urinary creatinine excretion）法が確立された．

身体組成の主な研究内容は，骨量や軟部組織における種々の構成要素の定量に関するものであるといっても過言ではない．しかし，これまでに述べてきた方法は，複雑で，費用がかかるため，長期間に及ぶ研究やフィールド研究には適当でない．そこで，容易に測定できる人体計測学的方法（anthropometry）が開発された．身体組成を推定する人体計測学的方法の代表的なものは，身体各種部位における皮下脂肪厚（skinfold thickness），体幅（body diameter），周径囲（girth or circumference）などである．

Behnke, A. R.とWilmore, J. H.は体幅と除脂肪量との関係を分析し，Gurney, J. M.とJelliffe, D. B.は皮下脂肪厚と周径囲から筋面積を推定するノモグラムを作成した．

Edwards, D. A. W.によってヒトの皮膚がわずか0.5mmから2mmであることが確認されたため，皮下脂肪厚は皮膚と皮下脂肪組織の二重の層を含んだものを意味している．皮下脂肪厚の測定は，19世紀の後半から実施されていたが，皮下脂肪厚計測専用機器（caliper）として一定圧（$10 g/mm^2$）に調節され開発されたのは1950年代である．この皮下脂肪厚と周径囲とを組み合わせて身体密度や体脂肪量を推定する研究は，Brozek, J.とKeys, A.以来数多く行われた．しかし，いずれの人体計測学的方法も測定精度には問題がある．

わが国における身体組成研究の歴史は，それほど古くない．わが国における身体組成の測定は，1964年に「栄研式皮下脂肪厚計」が考案され，皮下脂肪厚から身体密度を推定して体脂肪率を求める日本人用の推定式がNagamine, S.とSuzuki, S.によって開発されてから活発に行われるようになった．

ごく最近では，中性子活性化法（neutron activation），コンピュータ断層撮影

法（computerized tomography：CT scan），電気電導率法（total body electrical conductivity：TOBEC），生体電気インピーダンス法（bioelectrical impedance analysis：BIA），磁気共鳴画像法（magnetic resonance imaging：MRI），二重エネルギーX-線吸収法（dual energy X-ray absorptiometry：DEXA），二重光子吸収法（dual photon absorptiometry：DPA）などが身体組成の分析に使用されている．

1.3 身体組成に関する研究領域

身体組成研究の結果，われわれは健康状態や疾病状態における人体の構成要素に関する多量のデータをもつことになる．現在，身体組成に関する情報は急速に蓄積されており，人間生物学（human biology）に関する知識を拡大させている．

身体組成研究は，体力（運動）科学にとどまらず，栄養（nutrition），疾病（disease），発育（growth），加齢（aging）といった人間生物学の分野として，技術的（technical）な情報を提供する解剖学的（anatomical）意義と生物学的（biological）な情報を提供する生理学的（physiological）意義の二つをもっている．

解剖学的意義は，人体を構成する要素の種類とその量を明らかにする意味で，分析法に関する技術的情報を提供する．人体の構造は，従来の人体計測学（anthropometry）とは違う身体組成（body composition）という概念から分析され，人体の生理機能を理解する基礎を築いたといえる．もう一つの重大な意義は，身体組成に影響を及ぼす栄養，運動，疾病，発育，発達，加齢などとの関係についての生物学的な情報を提供する生理学的意義である．

健康行動科学（health and behavior science）における運動生理学は，人体が機能するときの状態を系統的に分析し，その法則性を明らかにするものである．したがって，運動生理学と身体組成学は対立してはいるが，相補的な対立であって，お互いに退け合うものではない．特に，現代のように研究方法が細分化した時代では，機能と構造が別々に研究されることは多いが，構造の身体組成学的研究と機能の運動生理学的研究は同時に進行しなければならない．すなわち，身体組成に関する研究は，構造と機能との関連を研究するという意味で dynamic

第1章 身体組成研究の概要

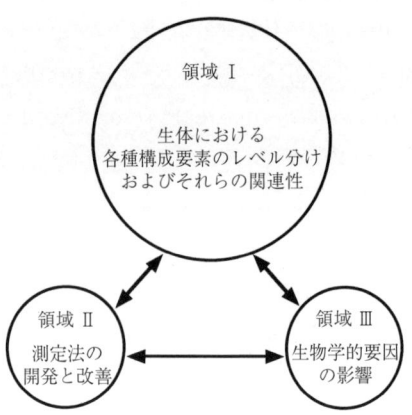

図1.3 身体組成研究の領域とそれらの相互関係

anthropometry として位置づけられる.

　身体組成研究の主要な領域は三つである（図1.3）．第一の領域は，生きたヒトの人体構成要素をレベル分けし，それらの関連性を明らかにする領域である．第二の領域は，種々の構成要素に関する測定法の開発と改善である．第三の領域は，身体組成に及ぼす発育・発達・妊娠・加齢・運動・疾病・栄養などの生物学的要因の影響を研究する領域である．

　ヒトの身体組成研究は1世紀前に始まり，現在では基礎科学や臨床研究の領域でますます活発に続けられている．特に近年では，身体組成に関する技術的な情報と生物学的な情報が急速に蓄積されてきた．このような状況から，身体組成研究は，人間生物学のなかでも特に体力（運動）科学，臨床栄養学，臨床医科学などの分野で活発に行われ，それぞれの研究領域が近年特に接近しつつある．

第2章
身体組成の評価

　1980年以降，健康科学的研究，生理学的研究，栄養学的研究，あるいはスポーツ医学的な研究分野で，身体組成を正確に評価したいという関心が非常に高まってきた．これらの学問領域における身体組成の概念は，人体の化学的ミクロな組成などより，もっと生理的機能に関連するマクロな組成を対象とする場合が多い．すなわち，これらの領域における身体組成は，従来の身体計測では明らかにできないものであり，生体の生理学的な諸反応に関連する要素として，体脂肪量（BFM）と除脂肪量（LBM）とに二分する2成分モデルを適用したものである．しかも，身体組成をヒトが生きている状態で評価しなければならないので，多くの間接的な推定法に頼らざるを得ない．一方，間接推定法の多くは，研究目的によって一長一短を有しており，なかには測定精度が疑問視されている推定法もある．この章では，身体組成の主要な推定法の原理と測定法を中心に解説する．

2.1　身体組成の推定法

　ヒトの身体組成は最初，死体分析による直接法で求められていた．死体分析による身体組成研究は，人体の化学的組成を知る目的で1860年頃に始められている．その後，1945年から1956年にかけて，人体の死体分析結果が報告されているが（表2.1），近年，このような死体分析の結果が報告されることはほとんどない．死体分析法では，死の直前まで正常な生理作用を営んでいた死体を得なければならないし，身体組成学の研究対象である生きているヒトの内部の組成は，死体分析では知り得ないものである．しかも，この方法には大きな倫理上の問題がある．そこで，身体組成をヒトが生きた状態で推定する間接法が開発された．

第2章 身体組成の評価

表2.1 死体解剖による各種組織と器官

	A 白人男性	B 白人男性	C 白人男性	D 黒人男性
年齢	35	46	60	48
身長 (cm)	183	168.5	172	169
体重 (kg)	70.55	53.80	73.50	62.00
体重に対する比率 (%)				
横紋筋	31.56	39.76	40.22	42.53
骨格	14.84	17.58	14.95	16.88
脂肪組織	13.63	11.37	21.67	5.18
皮膚	7.81	6.33	6.58	9.49
歯	0.06	0.08	−	0.07
脳, 脊髄, 神経幹	2.52	2.99	2.13	2.41
肝臓	3.41	2.34	2.38	3.39
心臓	0.69	0.52	0.60	0.86
肺	4.15	3.30	2.21	3.07
脾臓	0.19	0.11	0.10	0.42
腎臓	0.51	0.51	0.43	0.70
膵臓	0.16	0.14	0.10	0.20
消化管	2.07	1.86	1.51	2.15
残余組織				
液体	3.79	0.59	0.50	1.23
固体	13.63	11.43	5.97	10.45
胆汁, 膀胱と消化管内容物	0.95	0.99	0.55	1.05
髪 (爪)	0.03	0.10	0.07	0.03

(Mitchell et al., 1945; Forbes et al., 1953; Forbes et al., 1956から著者修正)

身体組成の間接推定法

2成分モデルにおけるこの間接推定法は,直接測定できる身体の構成要素と特定の身体組成間で成立する定常状態を利用して,間接的に未知の構成要素を推定する方法である.この概念を一般式で示すと次のようになる.

$$C = f(Q)$$

ここで,Cは未知の成分であり,Qは直接測定できる量,fはCに対するQの関数である.

生体における脂肪成分と除脂肪成分は,化学的水分法 (hydrometric method) と物理的密度法 (densitometric method) という二つの一般的な方法によって定量される.しかし,脂肪組織量を生体で直接測定する実用的な方法はない.したがって,直接測定できる構成要素と除脂肪組織の間で成立する定常状態を利用する間接推定法が一般的である.その伝統的な測定法が,水中体重秤量法 (underwater weighing method) を用いる身体密度計測法 (densitometry) と,

重水希釈法（deuterium dilution method）を用いる体水分法（hydrometry）である．

全身^{40}K計数法（whole-body ^{40}K counting）は，全身のカリウム（total body potassium：TBK）を直接定量することができる．人体は，シンチレーション計数器によって検出でき，定量可能な十分量のカリウムの同位元素を含んでいる．この豊富な^{40}Kから全身のカリウム量が計算される．

しかし近年になり，身体組成研究のために中性子活性化法（in vivo neutron activation：IVNA）が開発され，ナトリウム，塩素，リン，カルシウム，窒素，炭素などが直接測定できるようになった．このIVNA設備には，遅延-γ中性子活性（delayed-γ neutron activation：DGNA）システム，即時-γ中性子活性（prompt-γ neutron activation：PGNA）システム，および非弾性中性子散乱（inelastic neutron scattering：INS）設備などが含まれる．また，骨の非侵襲的測定法として二重光子吸収法（dual-photon absorptiometry：DPA）が開発され，全身の骨ミネラル容量（total body bone mineral content：BMC）や背骨，大腿骨の骨ミネラル密度（bone mineral density：BMD）が測定されるようになった．一方，二重エネルギーX-線吸収法（dual-energy x-ray absorptiometry：DEXA）が開発され，全身の走査時間と被曝線量が改善された．このDEXA法は，骨領域ばかりでなく骨の存在しない脂肪と筋の定量も可能であることから，近年注目されている．

局所の皮下脂肪組織量や内臓脂肪組織量は，コンピュータ断層撮影法（computerized tomography：CT）や磁気共鳴画像法（magnetic resonance imaging：MRI）によって直接測定できる．CTとMRI走査法は，身体の断面像をつくり出すものであり，生体における軟部組織の分布の横断的な特性描写に役立つ．MRIの面積測定はそれほど正確でないが，CT法は脂肪組織を最も正確に高い再現性で測定でき，局部の脂肪組織量を高い精度で直接定量できる．

これらの方法の多くは，実験室で高価な測定機器を必要とし，かなりの測定時間を必要とするため，フィールド研究には不適切である．そのため，古くから身長，体重，周径囲，皮下脂肪厚などを用いた人体計測学的方法も用いられている．特に近年では，伝統的な推定法の欠点を補う新しい方法として生体電気インピーダンス法（bioelectrical impedance analysis：BIA）が頻繁に用いられるようにな

第2章 身体組成の評価

表 2.2 身体組成の間接推定法の長所と短所

方 法	長 所	短 所
希釈法	・体液量の推定 ・安価 ・多くの種類；ナトリウム，カリウム，塩素（臭素），水	・放射線の被爆（特定の物質）・血液サンプルが必要（特定の物質）・ナトリウムとカリウムの不完全な平衡；重水，トリチウムによる過大推定；細胞外液量は使用した方法に依存；$^{18}O_2$ 法は精巧な装置が必要
密度法	・装置が安価・LBM と脂肪の推定が同時 ・安全 ・頻繁に繰り返せる	・水中で体重を測定するため被験者の協力が必要・幼児，高齢者に不適当・腸内ガスによる誤差
インピーダンス法	・装置が安価・安全・LBM，水の推定	・現在，精度が低い
TOBEC 法	・安全 ・LBM の推定	・装置が高価
皮下脂肪厚法	・安価 ・体脂肪の推定	・肥満者や堅い皮下脂肪組織の被験者で低い正確性・皮下脂肪層の局部変異；皮下脂肪／総脂肪比の不安定
^{40}K 計数法	・安全 ・被験者の協力は最小 ・頻繁に繰り返せる	・装置が高価・特有のキャリブレーションが必要・カリウム不足の被験者に関する解釈の問題
クレアチニン排泄量法	・安全・筋量の推定	・厳密な被験者の協力 ・食餌の影響，精密な日内変動の時間補正
CT スキャン法	・器官の大きさ；脂肪分布；骨	・装置が高価・放射線の被爆
MRI 法	・器官の大きさ，筋，脂肪；脂肪分布；総体水分	・装置が高価
DPA 法	・全体および局部の骨ミネラル；体脂肪，除脂肪軟部組織	・高価 ・放射線の被爆
DGNA：PGNA 法	・被験者の協力は最小 ・カルシウム，リン，窒素，ナトリウム，塩素の体成分	・装置が高価 ・キャリブレーションが困難 ・放射線の被爆

（注）TOBEC：total body electrical conductivity, CT：computed tomography, MRI：magnetic resonance imaging, DPA：dual-photon absorptiometry, DGNA：delayed-gamma neutron activation, PGNA：prompt-gamma neutron activation.

った．しかし，これらの多くは研究目的によって一長一短があり，なかには測定精度が疑問視される推定法もある（表 2.2）．

　ここでは，伝統的な物理的密度法と化学的水分法，およびそれらの原理を応用したそれぞれの簡便法について述べる．すなわち，他の推定法の gold standard とされている身体密度計測法とその原理を応用した皮下脂肪厚法，化学的方法の代表である体水分法とその原理を応用した生体電気インピーダンス法である．

2.1 身体組成の推定法

(1) 身体密度計測法

この推定法の原理はアルキメデスの原理にあり，身体組成の2成分モデルを適用する．つまり，他の物質と同じように，人体の密度（D_B）はその重量（W_B）と体積（V_B）の比に等しい．

$$D_B = \frac{W_B}{V_B}$$

また，身体組成の伝統的な2成分モデルでは，体重（W_B）は体脂肪量（BFM）と除脂肪量（LBM）に分割される．体脂肪量（BFM）の重量をW_F，除脂肪量（LBM）の重量をW_{LBM}とすると，体重（W_B）＝ $W_F + W_{LBM}$ となる．また，身体密度をD_B，BFMの密度をD_F，LBMの密度をD_{LBM}とすると，$D_B = D_F + D_{LBM}$ となり，$D = W/V$ であるため，

$$D_F = \frac{W_F}{V_F}, \qquad D_{LBM} = \frac{W_{LBM}}{V_{LBM}}$$

となる．すなわち，

$$D_B = \frac{W_F + W_{LBM}}{V_F + V_{LBM}} = \frac{W_F + W_{LBM}}{(W_F/D_F) + (W_{LBM}/D_{LBM})}$$

の式が成立する．

$W_F + W_{LBM} = 1$ として，上の式を展開すると，

$$W_F = \frac{1}{D_B} \times \frac{D_{LBM} \times D_F}{D_{LBM} - D_F} - \frac{D_F}{D_{LBM} - D_F}$$

となり，$W_F = 1 - W_{LBM}$ であるため，W_F は体重に占める体脂肪量の割合（％BF）を示すことになる．

動物やヒトの死体の化学的分析による数少ないデータから，D_F や D_{LBM} が推定されている（表2.3）．身体組成の2成分モデルに基づいた身体密度（D_B）による体脂肪率（％BF）計算式を得るために，これらの値を用いて F について解くと，上記の式を簡単にすることができる．このようにして得られ

表2.3 基準体の組成と密度

身体組成	密度（g/ml）	基準体（％）
水	0.9937	62.4
蛋白質	1.34	16.4
ミネラル	3.038	5.9
骨性	2.982	4.8
非骨性	3.317	1.1
脂肪（BF）	0.9007	15.3
除脂肪（LBM）	1.100	84.7
基準体全体	1.064	100

(Brozek J. et al., 1963 を著者修正)

た経験式のうち，下記の二つが最も普及した％BF推定式である．

$$\%\mathrm{BF} = \left(\frac{4.95}{D_B} - 4.50\right) \times 100 \quad \text{(Siriの式)}$$

$$\%\mathrm{BF} = \left(\frac{4.570}{D_B} - 4.142\right) \times 100 \quad \text{(Brozekらの式)}$$

これら二つの式は，1.09 g/ml と 1.03 g/ml という D_B の範囲内であれば，非常に高い相関（$r = 0.999$，SEE = 0.3 kg）を示し，％BF に関してはほとんど同一の推定値（0.5％BF から 1％BF）を示す．しかし，30％BF 以上の被験者では，Siri の式は Brozek らの式より高い値を示す．

身体密度による体脂肪の推定は，身体が BFM と LBM という2成分で構成され，それらの密度がそれぞれ一定であることを仮定している．ヒトの脂肪密度（D_F）に関する研究は，身体部位に関係なく著しい均一性を示しているが，一定不変とする D_{LBM} の仮定は非常に重大である．つまり，化学的モデルや解剖学的モデルに基づいた種々の研究は，発育や成熟，専門化したトレーニングおよび加齢などによって LBM の組成や密度にかなりの違いを示し，性差や人種差も存在することを示している．例えば，高齢女性（$D_{LBM} = 1.0919$ g/ml）と肥満者（％BF が 38％までで，$D_{LBM} = 1.0932$ g/ml）の D_{LBM} は，仮定した 1.100 g/ml より低く，黒人男性（$D_{LBM} = 1.113$ g/ml）では高いことが報告されている．

水中体重秤量法による体積の推定

密度（D）は単位体積当たりの質量であり，人体の密度（D_B）はその質量（体重 = W）と体積（V）の比に等しい（$D_B = W/V$）ため，D_B を求めるには身体の重量（W）と体積（V）を知る必要がある．体重（W）は，容易に，そして正確に測定することができる．身体の体積（V）は，水中体重秤量法で正確に測定できることが 1940 年代に明らかにされている．この方法は，水中での喪失重量が排泄された水の体積に等しいというアルキメデスの原理を利用している．したがって，被験者が水に沈められると，身体の V は，潜水時の水の温度に相当する水の密度（D_W）で補正した水中での重量低下（$W_a - W_W$）と等しい．

$$V = \frac{W_a - W_W}{D_W}$$

ここで，W_a と W_W はそれぞれ空気中と水中での被験者の重量である．測定時での肺の空気量（残気量，residual volume：RV）と消化管中のガス量は，全身の体積に含まれる本質的でない体積である．一般に，水中体重は最大呼気後に測定されるが，RV は補正される．この RV は，全身の体積の推定値にかなり大きく関係し，非常に変化しやすいので，秤量時での RV の正確な測定は必須条件である．消化管内のガス量は少なく，測定されていないので，約 100 ml という一定値で補正される．RV と消化管内のガス量を補正して，身体の密度（D_B）の計算は次のようになる．

$$D_B = \frac{W_a}{\dfrac{W_a - W_W}{D_W} - (RV + 100)}$$

水中体重

　一般に水中体重は，被験者をスプリングでとめたバネ秤から吊るした椅子に座らせて測定するか，デジタル表示やアナログ表示をもつ四つのトランスデューサーで支えた秤量プラットホームにひざまずかせて測定する．バネ秤の場合，水中での動きによって生じた目盛の動揺が水中体重測定の正確さを低下させる．秤量プラットホームは，水中で密閉したロードセルをセットすることができる．ロードセルは，キャリブレーションや修理は容易でないが，長方形のプラットホームのコーナーに設置した四つのロードセルが最高の安定性を示す．秤量プラットホームの装置は高価であるが，高度の安定性，水中での少ない動き（水中体重の少ない動揺），安定した測定値など，より客観的で正確な測定値を得ることができ，バネ秤以上に大きな利点をもっている．バネ秤，秤量プラットホームとも，被験者グループの平均値では類似した結果を示すが，二つの方法では明らかな個体差が生じる．したがって，測定の目的が正確な個体の結果や水中体重の小さな変化を検出するような場合は，秤量プラットホームを用いるべきである．

　水中体重は，測定前に少なくとも4時間絶食し，激しい運動や脱水あるいは水分過剰といった状態を避けて測定されなければならない．また被験者は，測定前12時間はガスを生じやすい食物を避けるべきである．被験者は，計量前に排尿・排便をすませ，最小限に空気を抜き取ったナイロンの水着を着て測定する．スイミング・キャップは使用せず，髪の毛にたまった空気は可能な限り取り除く．

測定時に被験者が身につける水着や重量ベルトなどは，風袋重量として測定前に計量し，水中の総重量から引いておく．

水中での計量は，通常，被験者を最大呼気後完全に水に沈めて行われるが，被験者の姿勢はデータの安定性と再現性に影響するので重要である．バネ秤では座った姿勢，秤量プラットホームではひざまずいた姿勢で行う．また，RVを水の外で測定する場合は，できるだけ計量と同じ姿勢をとる．

水中体重の測定回数は，1回か2回の練習試行の後に，4回ないし5回の測定を実施し，100g以内で一致する3回の測定値の平均値を「真の」水中体重として採用する．

残気量（RV）

残気量は，通常，窒素，酸素，ヘリウムのような不活性のトレーサー・ガスの希釈とその平衡状態によって，閉回路法または開回路法で測定する．

閉回路酸素希釈法は非常に早く行えるという利点をもち，合理的な所要時間での多数測定が可能なため，O_2 希釈法は水中秤量時の RV 測定にとって非常に魅力的である．この方法は，肺と呼吸計の窒素濃度が釣り合うまで，酸素の既知量（肺活量の80％から90％）と酸素の既知濃度（医学的標準）で満たされた呼吸計の内と外で被験者に呼吸させる．被験者は，ノーズ・クリップとマウス・ピースを装着して，室内の空気で4回から5回普通の呼吸をし，次に最大に空気を吸って吐き，最大呼気に達すると呼吸弁が切り替えられ，被験者は窒素平衡が達成されるまで3秒に1回の割合で肺活量のほぼ2/3で呼吸計の内と外で呼吸をする．通常，5回から8回の呼吸で一旦平衡が達成されると，被験者は最大に空気を吸い込み，次に最大に吐き出し，そのとき呼吸弁は室内の空気に切り替えられる．窒素濃度の測定は，最初の最大呼気後に行われ，これは平衡時での最初の肺胞窒素濃度を表し，最後の最大呼気後の窒素濃度は最後の肺胞濃度を表す．残気量（RV：ml）は以下のように計算される．

$$RV = \left[\frac{VO_2 (E_{N_2} - I_{N_2})}{A_{iN_2} - A_{fN_2}} - DS \right] \times BTPS 係数$$

ここで，VO_2 は呼吸計システムでの O_2 の初期量，E_{N_2} は平衡時での窒素分画パーセンテージ，I_{N_2} は最初の VO_2 での窒素分画パーセンテージ，A_{iN_2} は最初に室内

の空気を呼吸するときの肺胞空気の窒素分画パーセンテージ，A_{fN_2} はテスト最終の肺胞空気の窒素分画パーセンテージ，DS はマウスピース，窒素分析器，呼吸弁のデッド・スペース，BTPS 係数は温度，気圧，呼吸計の温度を用いた体積の補正係数である．

開回路窒素洗い出し法では，秤量プラットホーム上にいる間，被験者は普通に室内の空気を呼吸し，次に最大限に吐き出し，水中体重の測定のため水中に沈む．水中体重が得られるとすぐに呼吸弁が切り替えられ，被験者は頭を水面上に出して酸素を吸い込み，呼吸計のなかに息を吐き出す．このとき，被験者の肺のなかの窒素は4分から7分の「洗い出し」の間じゅう呼吸計に流される．吐き出した窒素量は，採取ガス量と窒素ガス分析器で測定した窒素濃度から決定される．RV は次式から計算される．

$$RV = \frac{(V+DS)\,N_{2T} - DS \times N_{2DS}}{N_{2i} - N_{2f}}$$

ここで，V は洗い出しの間に呼吸計のなかに吐き出した空気量，DS は呼吸計のデッド・スペース，N_{2T} は洗い出し期完了での呼吸計のなかの窒素分画，N_{2DS} は洗い出し期前のデッド・スペースの窒素分画，N_{2i} は洗い出し開始直前の最大呼気時の最終肺胞空気の窒素分画，N_{2f} は洗い出し完了期での最大呼気時の最終肺胞空気の窒素分画である．

閉回路酸素希釈法と開回路窒素洗い出し法の比較では，二つの方法が高く相関し（$r = 0.96$），信頼できることがわかる．どちらかといえば，閉回路酸素希釈法のほうが正常な健康成人では妥当で，確実で正確な RV の推定値を示し，その測定の速さから水中体重と同時に得られる RV の多数測定値を得ることができる．しかし，開回路窒素洗い出し法は，肺のなかのガスの不完全な混合に影響されないため，高齢者では正確な RV が得られるであろう．

閉回路ヘリウム希釈法も上記二つの方法と類似した RV をもたらすため用いることができるが，概念上の基礎は同じである．この方法による肺容量はトレーサー・ガス（ヘリウム）の希釈で推定される．

身体密度の測定誤差と水中体重秤量法による体脂肪量の推定誤差

　身体密度測定の正確さは，体重，水中体重，温度，および残気量の測定精度に

依存するが,身体密度の測定誤差は,主に以下の三つに起因する.①日内での各測定間でみられる密度値の変動は,技術上の誤差を反映するであろうし,②数日にわたる繰返し測定でみられる変動は,技術的誤差と生物学的変動の両方に起因するであろう.そして,③第三の誤差原因は,残気量が水中体重と同時に水中で測定されるか,水の外で測定されるかに関係するであろう.日内での測定間の変動が 0.0020 g/ml より大きい場合は,その身体密度は大きな測定誤差を反映しており,測定精度が改善されるべきである.数日にわたる繰返し測定の誤差は,日内で繰り返した測定誤差より多少大きく (0.0030 g/ml),その原因は体水分量と 100 ml で一定と仮定した消化管内ガス量の変動によるものと思われる.日内と日間の被験者内変動に関連する技術上の誤差は,残気量が正確に測定されると非常に小さくなる.

水中体重秤量法を用いた身体密度による % BF の推定に関する全体誤差は,LBM の組成の違いや D_{LBM} の違いと身体密度の推定に関連した測定誤差の組合せに依存する.0.0059 g/ml という集団内の D_{LBM} の違いと 0.0020 g/ml という身体密度の技術上の誤差を仮定すると,% BF の結合誤差は 2 % BF 以下と推定される.身体密度と % BF の推定値に及ぼす体重,水中体重,残気量,および水温の測定誤差の影響をみると (表 2.4),残気量の不正確さが身体密度や % BF の大きな誤差原因であることがわかる.残気量の 100 ml 誤差と水中体重の 100 g 誤差

表 2.4 身体密度と%BFに及ぼす残気量,水中体重,体重,水温の誤差の影響

測度	実測値	誤差		
		1	2	3
残気量 (l)	1.200	+0.100	+0.400	+1.000
体密度 (g/ml)	1.0645	+0.0016	+0.0065	+0.0164
%BF	15.0	−0.7	−2.8	−7.0
水中体重 (kg)	3.36	+0.02	+0.05	+0.10
体密度 (g/ml)	1.0645	+0.0003	+0.0008	+0.0016
%BF	15.0	−0.1	−0.4	−0.7
体重 (kg)	70.0	+0.1	+0.5	+1.0
体密度 (g/ml)	1.0645	−0.0002	−0.0006	−0.0011
%BF	15.0	+0.1	+0.3	+0.5
水温 (℃)	36.0	+0.1	+0.5	+1.0
体密度 (g/ml)	1.0645	−0.0001	−0.0002	−0.0004
%BF	15.0	+0.1	+0.1	+0.2

(Going, 1996 を著者修正)

2.1 身体組成の推定法

は，ともに約 0.7 % BF の誤差に相当する．水中で静止することが難しいバネ秤を測定に使用すると大きな誤差を生じるであろうが，一般には水中体重の誤差は 100 g 以下である．しかし，残気量における 100 ml から 200 ml の違いは，残気量が陸上で測定されるときに起こる．水温や空気中体重の測定誤差は，身体密度や％BF には比較的小さな影響しか及ぼさないが，それでもすべての変数は，結合誤差を最小にするために可能な限り正確に測定すべきである．

(2) 皮下脂肪厚法

人体測定変数を用いる身体組成の間接推定法は，ここで記述する皮下脂肪厚法のほか，骨幅，周径囲など，多くの変数を用いる方法がある．しかし，人体計測法が身体組成の推定に用いられる場合，組織の組成は組織のサイズに無関係であるという仮定に基づいている．一方，人体測定値は，その測定に含まれる組織が「標準的」な状態，例えば，筋が弛緩し軟部組織が正常に水和されていることが通常仮定されている．もし，この条件が満たされなければ，測定値の妥当な解釈はできない．例えば，骨幅は骨の標識点間で規定されるため，これらの距離は骨の標識点上に横たわる軟部組織に影響される．また，四肢の周径囲は，皮膚，皮下脂肪組織（subcutaneous adipose tissue：SAT），筋，骨，血管，神経，少量の深部脂肪組織（deep adipose tissue：DAT）を含むため，その測定値の解釈は難しく，腹部や腰部の周径囲は特に肥満の被験者では測定困難である．

これらの人体計測法はフィールド研究に適しており，被験者に対して非侵襲的で，測定技術の修得もそれほど困難ではない．したがって，人体測定変数を用いるこれらの方法は，大きなサンプルに適用でき，全国的な規模の推定値や年代変化の分析に有効なデータを提供する．

皮下脂肪厚法は，水中体重秤量法で測定された身体密度と皮下脂肪厚とが高い負の相関を示すことから，皮下脂肪厚を独立変数として身体密度（D_B）を推定し，身体組成を評価する方法である．

皮下脂肪厚の測定

皮下脂肪厚（skinfold thickness）とは，比較的一定である皮膚厚と比較的一定でない SAT を含む皮下組織の二重の層を意味する（図 2.1）．ヒトの皮膚は個体

間で異なり,部位によっても異なるが,わずかに 0.5 mm から 2.0 mm であるため,皮下脂肪厚の大部分は中性脂肪を含む脂肪細胞と血管や神経からなる結合組織である SAT である.

皮下脂肪厚の測定法にはレントゲン法,CT 法,超音波法などあるが,一般には 2 点間の距離を測定するマイクロメータであるキャリパーを用いる.キャリパーは,Harpenden caliper や Lange caliper が有名であるが,わが国では栄研式キャリパーが広く用いられている(図 2.2).測定法は,測定部位の SAT をその下にある筋組織を摘まないように拇指と人差指で十分につまみ出し,摘んでいる指の 1 cm 下にキャリパーの接点をあて,圧力レバーを離す.キャリパーの接点には 10 g/mm^2 の国際規定圧がかかるため,細胞外液を移動させ,指針は数秒間

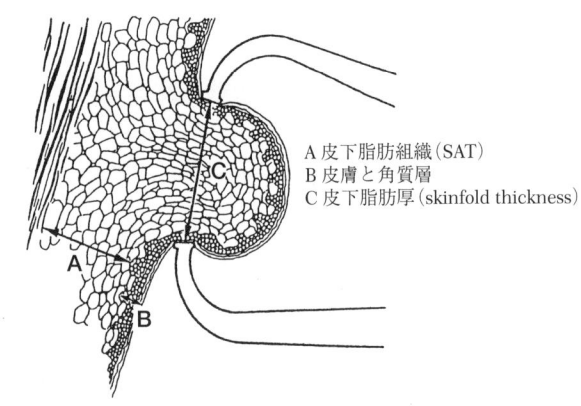

A 皮下脂肪組織(SAT)
B 皮膚と角質層
C 皮下脂肪厚(skinfold thickness)

図 2.1　皮下脂肪厚

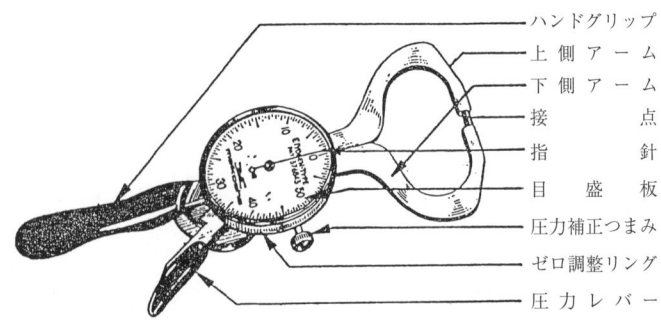

図 2.2　栄研式皮下脂肪厚計(キャリパー)

2.1 身体組成の推定法

減少する．したがって，圧力レバーを離し，一定圧がかかった後2秒以内に指針を読み取る．同一部位を3回連続して測定し，平均値を測定値とする．

キャリパーを用いた皮下脂肪厚の測定値とCTスキャンを用いた測定値を比較すると，皮下脂肪厚が厚くなるほど，キャリパー法は皮下脂肪厚を過小評価する．一方，測定部位のずれ，つまみ方，あるいはキャリパーのあて方など，検者の熟練度によっても測定値は大きく異なる（表2.5）．身体密度測定の再現性（cv 1.2 %）に比べ，皮下脂肪厚測定の再現性は極めて劣っている．この測定誤差は，熟練により小さくできることが超音波法やレントゲン法によって証明されている．

表2.5 皮下脂肪厚測定値の検者による誤差

検 者	上腕背側部（mm）	肩甲骨下部（mm）	上腕背側部+肩甲骨下部（mm）
A	9.5	13.5	23.0
B	9.0	12.5	21.5
C	10.0	13.5	23.5
D	9.5	14.0	23.5
E	11.0	12.5	23.5
F	7.5	12.5	20.0
G	6.5	12.0	18.5
H	14.5	14.0	28.5
I	9.0	16.5	25.5
J	9.0	9.0	18.0
範囲	6.5〜14.5	9.0〜16.5	18.0〜28.5
平均±SD	9.6±2.14	13.0±1.90	22.6±3.19
CV	22.3	14.6	14.1

表2.6 皮下脂肪厚の測定部位

1. 頬骨下縁	頬骨の1cm下をからだの長軸に対して平行の縦ひだ
2. 舌骨部	オトガイ下部と喉頭隆起の中点で長軸に対して平行の縦ひだ
3. 胸部	乳頭と腋窩を結ぶ中点で長軸に対して斜めひだ
4. 側胸部	腋窩と腸骨稜間の中点で長軸に対して平行の縦ひだ
5. 腸骨上部	腸骨稜の2cm上で長軸に対して平行の縦ひだ
6. 腹部	臍の2cm右横で長軸に対して平行の縦ひだ
7. 上腕背側部	肩峰突起と肘頭突起の中点で上腕の後部を腕の長軸に対して平行の縦ひだ
8. 肩甲骨下部	肩甲骨下角の1cm下を背骨に対して45度の斜めひだ
9. 背中上部	隆椎の2cm右横で長軸に対して垂直の横ひだ
10. 背中下部	腹部の最小幅を示す部位で背骨の2cm右横を長軸に対して平行の縦ひだ
11. 膝蓋部	膝蓋骨の1cm上を脚の長軸に対して平行の縦ひだ
12. 大腿前部	大腿前部の中点で脚の長軸に対して平行の縦ひだ
13. 大腿後部	大腿後部の中点で脚の長軸に対して平行の縦ひだ
14. 下腿部	膝窩と踵骨を結ぶ正中線上で下腿最大囲を示す部位で脚の長軸に対して平行の縦ひだ

第2章 身体組成の評価

　皮下脂肪厚の測定で最も一般的な部位は，上腕背側部，肩甲骨下部，腸骨上部，腹部，および大腿前部である（表2.6）．頬骨下縁や舌骨部の皮下脂肪厚は，別の部位の厚さとはまったく無関係であるため，全身の肥満度の予測には有用でない．

皮下脂肪厚による身体組成の推定

　皮下脂肪厚は，LBM とは低い相関（$r = 0.2$）を示すが，% BF とは高く相関（$r = 0.7$ から $r = 0.9$）するため，% BF を推定するための皮下脂肪厚法の基本原理は，皮下脂肪厚が全身の脂肪量を反映するということである．皮下脂肪厚と % BF の相関は，一般的な部位間ではそれほど違わないが，% BF の正確な予測因子となる皮下脂肪厚は一つもない．このことは，SAT 分布における個体差と SAT と DAT の比率における個体差を反映している．また，% BF と皮下脂肪厚の関係や SAT と DAT の関係には，性差と年齢差がある．

　もう一つの基本原理は，皮下脂肪厚が身体密度と関連し，身体密度の推定に用いられる特定部位の皮下脂肪厚が全身の平均的な皮下脂肪厚を代表するということと，SAT と DAT の間には一定の関係があるという仮定である．このような仮定に基づき，皮下脂肪厚と身体密度の高い相関を利用して，数か所の皮下脂肪厚から身体密度（D_B）を推定する式が数多く開発されている．しかし，同一の身体密度で，推定上同一の % BF であっても，女性は男性より薄い皮下脂肪厚を示し，高齢者も若年成人より薄い皮下脂肪厚を示す．このことは，深部，特に筋中や筋間の脂肪組織の比が女子や高齢者では高いためであろう．

　一方，数多く開発されている式は，いずれも対象とした母集団内では高い精度を示すが，母集団が異なると年齢，性，人種などの影響を受けて，必ずしも高い精度を示さない．このような推定式の開発に多数のサンプルが用いられるのは当然で，交差−妥当化，平均平方根誤差（RMSE）や純粋誤差（PE）といった統計処理が不可欠である．しかし，このような統計処理がなされた推定式は極めて少ないのが現状である．

　したがって，推定値は測定値より正確ではなく，推定式はその式を開発するために用いたグループと著しく異なったグループに適用されるべきでない．特に，年齢，性，人種，肥満度レベルなどを考慮すべきである．

日本人の身体密度の推定には，上腕背側部と肩甲骨下部の皮下脂肪厚和が用いられている．この上腕背側部と肩甲骨下部の皮下脂肪厚は，FAO/WHO の合同栄養専門委員会が計測しやすく，身体密度との相関も比較的高い（表 2.7）ことから推薦している部位である．わが国では，この上腕背側部と肩甲骨下部の皮下脂肪厚和から身体密度（D_B）を推定し，% BF を算出する方法（表 2.8）が広く用いられている．

表 2.7 皮下脂肪厚と身体密度（D_B）の相関

	男 性	女 性
上腕背側部	−0.734	−0.579
肩甲骨下部	−0.700	−0.700
胸部	−0.748	−0.637
側胸部	−0.800	−0.604
腹部	−0.758	−0.522
膝蓋部	−0.676	−0.404
上腕背側部＋肩甲骨下部	−0.747	−0.703

（Nagamine & Suzuki, 1964）

表 2.8 日本人の身体密度（D_B）推定式

年 齢	男 性	女 性
9〜11	$D_B = 1.0879 − 0.00151X$	$D_B = 1.0794 − 0.00142X$
12〜14	$D_B = 1.0868 − 0.00133X$	$D_B = 1.0888 − 0.00153X$
15〜18	$D_B = 1.0977 − 0.00146X$	$D_B = 1.0931 − 0.00160X$
18 以上	$D_B = 1.0913 − 0.00116X$	$D_B = 1.0897 − 0.00133X$

（注） X＝上腕背側部皮下脂肪厚（mm）＋肩甲骨下部皮下脂肪厚（mm）
% BF＝$(4.570/D_B − 4.142) × 100$
（長嶺, 1972）

皮下脂肪厚法の欠点

この方法には四つの問題点がある．

第一の問題点は，前述した皮下脂肪厚測定値に関する客観性，つまり測定誤差の問題である．表 2.5 に示したような検者間 CV は 5 % BF もの差を生じる．

第二の問題点は，少ない特定部位の皮下脂肪厚和が身体組成を推定するための至適変量になりうるかという点である．上腕背側部と肩甲骨下部の皮下脂肪厚和が等しい 3 人の大学生男子長距離選手を対象に，以下のような測定が実施された（表 2.9）．SAT は，身体 14 部位の皮下脂肪厚から推定され，DAT は上腕背側部と肩甲骨下部の皮下脂肪厚和から推定した % BF から求められた総体脂肪量と SAT の差として求められた．また，3 人の被験者は，後述する体水分法でも % BF が推定されている．これらの被験者は，上腕背側部と肩甲骨下部の各皮下脂肪厚は異なっても，それらの和が等しいため，皮下脂肪厚法で求めた % BF は同じである．しかし，皮下脂肪厚の分布には個体差があるため，14 部位の平均皮

第2章 身体組成の評価

表 2.9 上腕背側部と肩甲骨下部の皮下脂肪厚和が等しい被験者の身体組成推定値の比較

	被験者		
	A	B	C
上腕背側部（mm）	5.5	6.0	6.0
肩甲骨下部（mm）	7.5	7.0	7.0
上腕＋肩甲骨（mm）	13.0	13.0	13.0
平均皮下脂肪厚（mm）	7.7	6.3	7.4
％BF（皮下脂肪厚法）	10.4	10.4	10.4
SAT（kg）	4.3	3.1	3.8
DAT（kg）	9.8	11.6	9.6
％BF（体水分法）	22.4	24.7	22.8

表 2.10 トレーニング前の上腕背側部と肩甲骨下部の皮下脂肪厚和が等しい被験者の身体組成の変化量の比較

	被験者		
	A	B	C
上腕背側部（mm）	0	＋1.5	＋1.0
肩甲骨下部（mm）	0	＋1.0	＋2.0
上腕＋肩甲骨（mm）	0	＋2.5	＋3.0
平均皮下脂肪厚（mm）	−0.6	＋1.3	＋0.6
％BF（皮下脂肪厚法）	0	＋1.2	＋1.4
SAT（kg）	−0.4	＋1.2	＋0.7
DAT（kg）	0	−1.6	−2.7
％BF（体水分法）	−1.0	−2.8	−5.0

下脂肪厚とSATには個体差がある．したがって，総体脂肪量とSATの差であるDATにも個体差が認められる．重水希釈法を用いた体水分法は，％BFを過大評価する傾向にあるが，この3人の％BFが同じであるとは評価せず，その差はDATの差を反映している．このように，皮下脂肪厚法では，皮下脂肪分布の個体差に関係なく，上腕背側部と肩甲骨下部の皮下脂肪厚和が同じである者の身体組成はすべて同じに評価される．

第三の問題点は，肥満治療や身体的トレーニングによって変化した身体組成を皮下脂肪厚法が正確に評価しうるかという点である．上記3人の1年5か月にわたるトレーニング前後の身体組成が評価された（表2.10）．皮下脂肪厚法で，％BFの推定に使われる上腕背側部と肩甲骨下部の皮下脂肪厚和は，被験者Aで無変化，BとCでは増加しているため，皮下脂肪厚法の％BFは，Aが無変化，BとCは高くなったと評価される．しかし，Aの平均皮下脂肪厚とSATは若干減少しており，BとCのDATはかなり減少している．したがって，体水分法はこれらの減少を反映して，3人の被験者ともトレーニングによって％BFは低下したと評価する．このように，皮下脂肪厚法による％BFの変化は必ずしもDATの変化を反映していない．

第四の問題点は，わが国で最も広く用いられている身体密度（D_B）の推定式（表2.8）は1964年から1972年頃の日本人を対象に作成されたもので，これがそ

のまま現代の日本人に適用できるかという点である．特に，現代日本人の生活環境や生活習慣などは30年前と比べると激変しており，これらの影響を受けて日本人の体脂肪分布も大きく変化していると考えられる．したがって，上腕背側部と肩甲骨下部の皮下脂肪厚和が30年前と同様に全身の脂肪量を代表しているとは考えられない．前述したように，この種の推定式は，式の開発に用いられた母集団では高い推定精度を示すが，異なった集団への適用になるとその精度は低下する．また，これらの推定式は，開発時に交差－妥当化，RMSEやPEといった統計処理がなされていないことも大きな問題点である．

これらの皮下脂肪厚法に関する欠点は，早急に補完されなければならない．また，身体組成研究の重要性は，今後あらゆる分野でますます高まると考えられるので，この皮下脂肪厚法に代わる，簡便で精度の高い新しい推定法の開発が望まれる．

(3) 体水分法

水は，身体成分のなかで最も豊富なものである．水の体重に占める割合は，誕生時の70％ないし75％から，肥満成人の40％以下まで異なっている．ちなみに，正常な成人の水は体重の約60％である．

体水分法の原理

水は，身体組成モデルのなかの分子レベル，細胞レベル，組織レベルでの重要な成分である（表2.11）．分子レベルでは，水は酸化水素という単一分子種からなっており，測定が容易であるため，総体水分量（total body water：TBW）は分子レベルでの身体組成評価の一般的な方法に用いられる．

身体組成の2成分モデルでは，脂肪が疎水性で水を含まないので，水は除脂肪区画に限定され

表2.11　水の分布（若年男性）

身体組成モデル	区画	kg	％
分子	総体水分 (TBW)	40	100
細胞	細胞内水分	23	57
	細胞外水分	17	43
組織	細胞内水分	23	57
	血漿水分	2.8	7
	間質性水分	8.0	20
	骨水分	2.8	7
	緻密性結合組織水分	2.8	7
	細胞超越水	1.6	4

(Pergamon, 1975)

第2章 身体組成の評価

表2.12 化学的分析によるLBMの水和

動物種	数	LBMの%水和 (SD)
マウス	14	74.0 (1.4)
	128	74.0
	17	70.7 (1.0)
ラット	16	72.2 (0.8)
	7	73.0 (0.7)
	112	71.4 (0.9) *
	16	72.3 (1.0)
	16	73.1 (1.0)
	72	73.0 (2.2)
レミング	5	73.7 (1.8)
ハタネズミ	4	72.2 (0.3)
ウサギ	3	76.3 (1.4) *
イヌ	2	74.4 (0.7) *
アザラシ	4	72.2 (0.8)
サル	2	73.2 (0.3) *
ヒト	4	72.9 (3.8)
	1	73.7
	2	72.8 (0.2)
平均		73.1 (1.3)

(注) *腸あるいは腸管の内容物を除く．
(Schoeller, 1996を著者修正)

る．TBWによるLBMの計算は，LBMの一定水和という仮定に基づいている．すなわち，LBMの水と固体の比はすべての被験者で同じということである．この仮定は，脱水や浮腫など異常な水分代謝の被験者では正しくないが，健康な被験者間では，水和は比較的一定である．最も一般に用いられているLBMの水和定数は0.732である．つまり，体水分法の原理は，水が73.2％という一定比率でLBMに含まれ，脂肪には含まれないという仮定である．この水和定数は，当初，内臓を摘出したいくつかの小さな哺乳動物種の化学的な分析でなされたため，生体モデルには必ずしもあてはまらないとされた．しかし，その後，動物の死体全体の分析によって，その平均値がほぼ73.1％であることが多くの研究によって確認された（表2.12）．少数例（$n=7$）ではあるが，ヒトの成人死体による分析が行われており，その水和定数（73.0±2.7）は，動物研究の結果と非常に類似している．ただし，これらの死体の大部分は，病死によるものであったことは考慮すべきである．また，化学的分析は，測定誤差（分析時の不感性の水分喪失，不完全な乾燥，解剖中の組織の喪失，乾燥中の揮発性固体の喪失など）なしに水和定数を推定することは非常に難しい．しかし，平均の測定誤差は1％とされている．

このようなことから，健康な成人におけるLBMの水和定数として73.2％が広く用いられている．この恒常性は，大きな組織の消耗や水代謝を変えるような疾病状態では適用できない．また，幼児では73.2％という恒常性は認められておらず，幼児におけるLBMの水和は成人より高い（表2.13）．

2.1 身体組成の推定法

表 2.13 小児における LBM の水和

年齢	女児			男児		
	体重 (g)	TBW (ml)	%LBM	体重 (g)	TBW (ml)	%LBM
誕生	3 325	2 280	80.6	3 545	2 467	80.6
1 か月	4 131	2 716	80.1	4 452	2 966	80.1
2 か月	4 989	3 071	79.7	5 509	3 450	79.8
3 か月	5 743	3 407	79.5	6 435	3 848	79.6
6 か月	7 250	4 124	78.9	8 030	4 646	79.2
9 か月	8 270	4 777	78.6	9 180	5 392	78.9
1 歳	9 180	5 374	78.3	10 150	6 050	78.6
2 歳	11 910	7 215	77.7	12 590	7 713	77.7
3 歳	14 100	8 721	77.4	14 675	9 134	77.0
4 歳	15 960	9 995	77.3	16 690	10 534	76.6
5 歳	17 660	11 112	77.1	18 670	11 893	76.1
6 歳	19 520	12 301	77.0	20 690	13 300	75.8
7 歳	21 840	13 699	76.9	22 850	14 733	75.5
8 歳	24 840	15 436	76.8	25 300	16 215	75.2
9 歳	28 460	17 464	76.6	28 130	17 919	74.9
10 歳	32 550	19 656	76.5	31 440	19 843	74.6

(Fomon ら,1982 を著者修正)

73.2 % という LBM の水和定数を用いて,健康成人の身体組成は次のように推定される。

$$TBW = LBM \times 0.732$$

つまり,

$$LBM = \frac{TBW}{0.732}$$

2 成分モデルを採用すると,

体重＝体脂肪量(BFM)＋除脂肪量(LBM)

したがって,BFM ＝体重－LBM

あるいは,

$$\%BF = 100 - \frac{\%TBW}{0.732}$$

総体水分量の測定

総体水分量(TBW)の測定には,死体による乾燥法(死体を 100 〜 105 ℃ の

乾燥室のなかで，体重が減少しなくなるまで24〜48時間放置し，前後の体重差を求める desiccation method と希釈法（dilution method）とがある．

生体では希釈法が用いられる．その原理は以下のとおりである．測定する区分（compartment）にのみ十分均一に分布し，体内で代謝を受けにくく，無害で，測定が容易な特定の標識物質（tracer）の既知量（Q）を体内に投与する．そして，標識物質がその区分内に十分均一に分布して希釈された後，その体液の一部を採取して，物質の濃度（C）を測定すれば，その物質の分布容積（distribution volume, V）は，

$$V = \frac{Q}{C}$$

で求めることができる．このことは，既知量の染料を加えることでビーカーの水の量が測定できる原理と同じである．ビーカーに加えた染料の既知量に対して，希釈された色の濃さ（染料の濃度）は水の量に反比例する．したがって，色の濃さ（希釈濃度）を測定することで，水の正確な量を測定することができる．

希釈法によってTBWを測定するためのトレーサーには，アンチピリン（antipyrine），N-アセチル4-アミノアンチピリン（NAAP），重水（D_2O），トリチウム水（THO），^{18}O などがある．これらのトレーサーは，細胞膜を比較的透過しやすく，細胞内外に均一に分布することが要求される．アンチピリンは，分子量188の白色針状結晶で比較的細胞膜を透過しやすく，短時間で各組織の濃度が血漿中の濃度とほぼ等しくなる．しかし，アンチピリンは比較的すみやかに代謝されるので，アンチピリンの誘導体であるNAAPのほうが推奨されている．D_2O とTHOは，いずれもHの同位元素をもつ水であるため，水の分布区域には通常の水分子と同様に拡散し，全身に均一に分布する．D_2O は水の安定同位体（stable isotope：SI）であるが，THOは，^3H が弱い β 線を放射する放射性同位体（radioisotope：RI）であるため，D_2O が人体にとっては理想的なトレーサーである．近年用いられている酸素-18（^{18}O）は，その希釈スペースがTBWをより正確に推定するという利点をもつが，正確な測定は同位体比質量分析法でのみ可能である．また，^{18}O でラベルした水の費用は，D_2O に比べると非常に高価である．

動物種における死体乾燥法と同位体を用いた生体内希釈法によるTBWとの差

は，それほど大きくはない（表2.14）．ここでは，重水希釈法によるTBWの測定について述べる．

自然界に存在する水素原子の0.016％は，より重い同位体 ^2H であり，これは重水素（deuterium：D）と呼ばれる．水素と同じように重水素も気体 D_2 として存在し，酸素の存在下で火をつけると爆発し，重水 D_2O（表2.15）ができる（$2D_2 + O_2 \rightarrow 2D_2O$）．

D_2O は，人体に経口投与してもすみやかに吸収され，均一に分布し，尿中には血中濃度と等しい濃度で排泄される．したがって，D_2O を経口投与した後，体内で均一に分布し，希釈濃度が

表2.14 死体乾燥法によるTBWと同位体希釈法との比較

同位体	動物種	数	乾燥法との％差（SD）
トリチウム	ラット	10	6.6
		21	1.7（2.4）
		32	4.3
		—	2.1
	ウサギ	—	3.1（0.4）
	アザラシ	4	4.0（0.6）
重水	ラット	16	6.4（3.1）
		24	3.4
	ブタ	24	2.2
	アザラシ	4	2.8（0.9）
酸素-18	ラット	6	1.7（1.4）
		10	1.0（2.7）
	ブタ	45	2.2（0.1）
水素平均（SD）			3.7（1.7）
酸素平均（SD）			1.6（0.6）

（Schoeller，1996を著者修正）

表2.15 重水の物理的特性

	H_2O	D_2O
融点（℃）	0	3.79
沸点（℃）	100	101.41
比重（g/cc）（25℃）	0.997074	1.10775
粘度（millipose）（25℃）	8.93	12.00
表面張力（dynes/cm）（25℃）	71.97	71.93
誘電率（25℃）	78.54	78.25

平衡状態に達した尿中 D_2O 濃度を測定する．D_2O は無害ではあるが，哺乳動物の実験では血清重水レベルが20％以上になると生理機能に種々の障害が生じるとされている．そこで，重水希釈法では，ヒトに100gの重水を投与しても血清濃度は0.2～0.3％にしか達しないことが明らかにされているが，毒性レベル（血清重水レベル20％）を考慮して，D_2O（99.8％）は体重1kgにつき1gの割合を飲料水によってあらかじめ20％以下に希釈したものを経口投与する．

被験者は，正常な水分量を確立するため測定の前日に普通の液体摂取と食物摂取をし，脱水やグリコーゲン貯蔵の枯渇を避けるため，測定前日の最後の食事後は活発な運動を避ける．また，測定前の最後の食事は，腸の水分量を最小にする

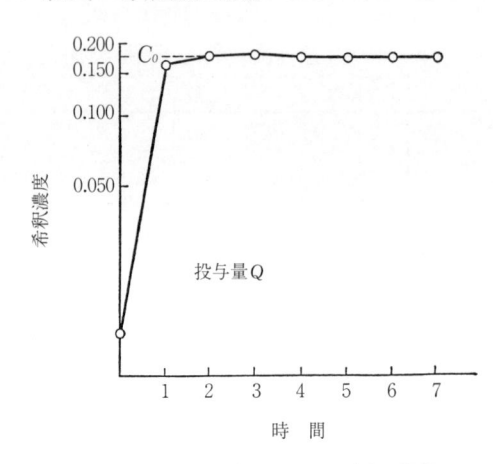

図2.3 D$_2$O投与後の尿中D$_2$O濃度の推移

表2.16 TBW測定のための分析法

方法	同位体
シンチレーション・カウント法	^{3}H$_2$O
赤外分光法	^{2}H$_2$O
ガスクロマトグラフ法	^{2}H$_2$O
核磁気共鳴法	^{2}H$_2$O
質量分析法	^{2}H$_2$O
同位体比質量分析法	^{2}H$_2$O と H$_2$^{18}O

(Schoeller, 1996を著者修正)

ために，D$_2$O投与の12〜15時間前にとる．投与後，被験者は飲食，飲水を禁止され，発汗を避けるため比較的安静を保つ．

投与されたD$_2$Oは，投与2時間後から約8時間後まではほぼ一定の濃度を保つ（図2.3）．したがって，全身に拡散し，均一に分布したD$_2$O濃度を知るためには，投与後1時間間隔で3回採尿する．採取した尿サンプルは，熱蒸留装置を用いて100℃で蒸留し，蒸留された検体に含まれるD$_2$O濃度は，赤外分光法，ガスクロマトグラフ法，質量分析法など（表2.16）により測定される．TBW測定の精度は分析法に依存するが，一般に質量分析法が最も正確である（繰返し測定による再現性は2％と4％の間）．赤外分光法とガスクロマトグラフ法の測定値に大きな差はない．

上記の方法によって，既知量QのD$_2$Oを投与し，各時間で採取した尿中のD$_2$O濃度を測定する．次に，その濃度を時間軸（X軸）に対して対数目盛でプロットし，平衡状態に達した濃度を0時間（$t=0$）まで外挿し，濃度軸（Y軸）との交点をC_0とすると（図2.3），TBW（分布容積，V）は，

$$V = \frac{Q}{C_0}$$

で求められる．つまり，TBW（kg）は次の式から算出できる．

$$\text{TBW (kg)} = \frac{\text{投与したD}_2\text{O (g)}}{\text{平衡状態に達した％D}_2\text{O濃度} \times 10}$$

投与後の平衡状態が確保できれば，TBW 測定に関する同位体希釈法は正確さで非常に優れている．この正確さは，非水溶性分子と交換する水素同位体の推定の不正確さに依存するが，それは約 1％程度である．したがって，この方法による身体組成の推定で懸念されるのは，LBM の水和定数の不確実性であり，健康な成人被験者でおおむね 0.5％と推定している．

(4) インピーダンス法

インピーダンス法（bioelectrical impedance analysis：BIA）は，人体に無痛の弱い交流電流を流したときの生体電気抵抗値，つまりインピーダンスを身体組成の推定に応用する方法である．この方法は，血流測定法（plethysmography）に基礎をおいており，身体組成への応用はインピーダンスと TBW の関係に基づいている．

インピーダンス法の原理と仮定

インピーダンス法の原理は，有機体に電流を流したときの伝導（conduction）に基づいている．つまり，人体を脂肪組織（adipose tissue）と除脂肪組織（lean tissue）に二分して導体（conductor）と考えると，これらの組織における伝導は，導体に含まれる水とそのなかに溶解している電解質量に比例する．したがって，タンパク質を含み実質的には水と電解質から構成される LBM は，水を含まない BFM に比べて導電率（conductivity）が大きく，抵抗率（resistivity）が小さくて電流が流れやすいという原理が成立する．つまり，人体に流した電流は，常に最小の抵抗通路を通って進むため，この通路は LBM の大部分を構成する水である．したがって，TBW はこの抵抗値から推定できる．

インピーダンス（Z）は，交流電流に対する導体の周波数－従属抵抗であり，レジスタンス（R）とリアクタンス（X_c）の 2 成分からなっている．R は電流に対する導体の純粋抵抗であり，X_c は細胞膜や組織間のインターフェース部分などのコンデンサーによって生じる電荷の蓄電である．インピーダンス（Z）は，R と X_c の二乗の和の平方根，すなわち $Z = (R^2 + X_c^2)^{1/2}$ と定義される．このように，生物学上の導体は R と X_c の両成分を含んでいるが，X_c は R と比較すると非常に小さく（＜4％），Z との相関も低いため，後述するように X_c を最小にす

る周波数を考慮して,通常は測定されない.つまり,Z は R と置き換えても差し支えないことになる.

導体の 2 点間の R は $R = E/I$ というオームの法則で定義され,ここで,E は 2 点間の電位差ボルト,I を電流アンペアとして,ohms(Ω)という単位で測定される.針金のような円柱形の導体で,R は導体の長さ(L, cm)に比例し,導体の横断面積(a, cm^2)に反比例するため,

$$R = \frac{\rho L}{a}$$

で表される.ここで,ρ(ohm・cm)は抵抗率(比例定数)であり,逆数は導電率である.上の式の右辺に L/L を乗じると,

$$R = \frac{\rho L^2}{aL}$$

となる.ここで,aL は導体容量 V に等しいため,aL を V と置き換えて上の式を V について書き直すと,

$$V = \frac{\rho L^2}{R}$$

となる.したがって,導体容量である V は導体の長さ(L, cm)と R(Ω)の測定値から推定できる.

もし,ここで人体が円柱形で,横断面積も均一で,導体の組成も均一であると仮定すると(図 2.4),電気の流れる導体容量である TBW は,一定周波数の交流電流を用いて推定できることになる.

しかし,人体は複雑な形をしており,横断面積も均一ではなく,組成も部位によって異なる.また,人体の各種組成における抵抗率 ρ(抵抗率の逆数 $1/\rho$ は導電率)は脂肪組織で最も高く,体液や筋といった LBM は非常に導電率が高い.しかし,各種組成の抵抗率は詳しく検討されたものではなく,インピーダンス法では,ρ は一定で個体差がないという前提に立っている.

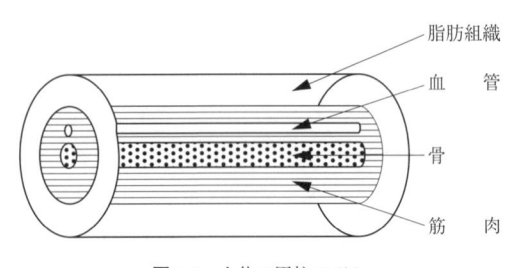

図 2.4 人体の円柱モデル

2.1 身体組成の推定法

すなわち，インピーダンス法は，人体が単純な円柱形で，どの横断面積も同じで，組成も均一なもので構成されていると仮定し，TBW と電解質のバランスが一定であるという前提のもとで，生体電気抵抗値（R）と導体の長さである身長の二乗（L^2）から生体容量である TBW を推定するのである．

$$\text{TBW} = \frac{\rho L^2}{R}$$

インピーダンス法は，TBW を用いて身体組成を推定する．

インピーダンスの測定

インピーダンスの測定装置（BIA 装置）は，本質的に，交流の定電流（電圧 10 Vp-p，周波数 50 kHz，500 μA か 800 μA）源および電流を流すためとインピーダンスによる電圧降下を検出するためのケーブルと電極からなっている．

一般に，4 表面－電極法（図 2.5）が用いられ，皮膚の高いインピーダンスは，高い振幅をもつ電流（500 μA か 800 μA）で克服される．この方法で，電流は遠位に貼付した電極から加えられ，近位に貼付した電極は導体を通して電位を測定する．電流を流す遠位の電極と電位を検出する近位の電極は 5 cm 以上離されるため，電極によるインピーダンスは除去される．多くの単一周波数の 4 電極 BIA 装置は 500 μA か 800 μA であるが，周波数によって電流が流れる生体部位が異なるため（図 2.6），いずれも 50 kHz の固定周波数で操作する．つまり，1 kHz までの低周波数では，電流は細胞膜によってブロックされ，細胞外液

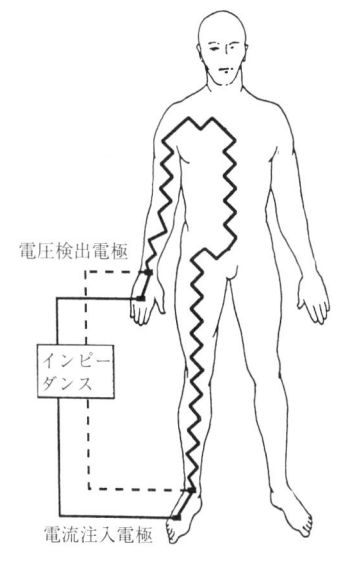

図 2.5 インピーダンス測定の電極配置

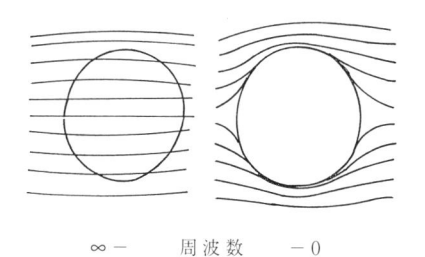

図 2.6 電流と周波数特性
（Nyboer, 1970 を著者修正）

第2章　身体組成の評価

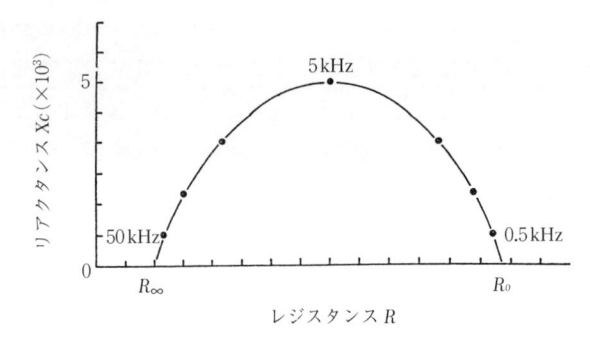

図 2.7 周波数とリアクタンスに対するインピーダンス・ベクトル
（Nyboer, 1970を著者修正）

中を流れてしまうが，周波数を上げていくと，50～250 kHz で細胞内液中にも電流が流れる．リアクタンス（X_c）とレジスタンス（R），そして周波数（kHz）のベクトルでは（図2.7），0.5 kHz のような低周波数では，前述のように細胞外液中のみを電流が流れ TBW に対応せず，5 kHz 近辺では X_c が最大値を示し，細胞膜や組織間インターフェース部分の X_c 成分が大きく純粋 R を得ることができない．さらに，周波数を上げていくと次第に X_c 成分が減少し，50 kHz 近辺で R 成分と X_c 成分が同位相に接近する．したがって，TBW の推定には 50 kHz が適当であり，人体にとっても無害である．

　BIA では，標準化された測定法を守ることが非常に重要である．被験者は，平坦な非伝導性のベッドに仰向けに横たわり，腕は体幹の側腹に触れないように外転させ，大腿は接触しないように足首を少なくとも 20 cm 離す．このような標準化された方法からはずれると，測定されたインピーダンスに大きな違いが生じるので十分に注意する．

　被験者は，素足になり，衣類はつけたままでよいが，金属製の物は身につけない．BIA 装置は，少なくとも 50 cm 以上は周囲の金属製物体や別の電気装置から離す．

　4電極法による成人の測定では，電極は右手の背側表面と同側の足の前表面に貼付する．電圧検出電極は，茎状突起間で手首の中間と足首の踝間の中央に貼付する．電流注入電極は，電圧検出電極まで少なくとも 5 cm 遠位の手と足（一般に，それぞれ第三中足と第三中手の指骨関節）に貼付する．電極は，皮膚抵抗率

の影響を避けるため，電極貼付前にアルコールで軽く貼付部位の皮膚を拭くべきである．分析器から電極までペアにしたケーブルは，色分けされ（例えば，注入は黒，検出は赤），ペア間で逆にすることはできない．また，電流注入電極と電圧検出電極の相互作用を避けるため，手足の小さな小児では，検出電極がより近位に貼付される必要がある．

インピーダンスの測定は，最低 2 時間の絶食後に行うべきであり，水和を変えるような激しい運動やアルコール摂取などの要因がある場合は，少なくとも 8 時間から 12 時間後に行うべきである．インピーダンスの測定値に及ぼす月経の影響は認められていないが，閉経前の女性の縦断的な研究では月経周期のステージが考慮されるべきである．また，ほとんどの研究は明らかな影響を報告していないが，被験者は測定直前に膀胱を空にすることが望ましい．室温（23 ± 1 ℃）には常に注意すべきだが，体温は発熱の可能性がある被験者のみ測定すればよい．健康な被験者の重力誘導性体液変化をできるだけ小さくするため，横たわった後 5 分から 10 分以内に測定することが推奨されている．

例外はあるものの，大部分の BIA 装置によるインピーダンス測定値の信頼性は非常に高い．標準抵抗物体を測定する BIA 装置の精度は，周波数に依存して 0.5 %（$0.5 \sim 3 \, \Omega$）以下であると報告されている．したがって，前述した標準化測定法（標準化合意検討会，1993 年，ローマ）を守る限り，精度を低下させる要因は少ない．

BIA による身体組成推定値の正確さ

BIA による身体組成推定値の正確さは，インピーダンス測定の正確さと精度に依存し，身長や体重などの追加変数の精度や正確さにも依存する．BIA による TBW の予測誤差は 1.5 kg から 2.5 kg，LBM で 2.0 kg から 3.5 kg，% BF にいたっては 3.5 % から 5.0 % に及ぶと報告されている．しかし，身体組成推定値の正確さに関する最も大きな問題は，研究されるサンプル構成（年齢，性，人種）に適用する予測式の選択である．多くの BIA 器機に採用されている式は製造業者によって規定されたもので，多くは実証されていないし，大部分は交差－妥当化されていない．一方，BIA で推定した身体組成の変化の正確さは，グループの平均変化を評価するのにはよいが，BIA は長期間の介入か激しい介入で起こる個体

の大きな変化（例えば，2lから5lのTBW）だけしか検出しないとされている．

最後に，近年，手－手，足－足から誘導されたインピーダンスから身体組成を推定するBIA器機も開発されているが，残念ながら現段階では，これらの立位による測定法は標準化されていない．

2.2 身体組成の標準値

アメリカでは，広い範囲に及ぶ数千人の被験者に関する人体計測学的研究や栄養学的研究の詳細なデータから，平均的なボディ・サイズに基づいた身体組成の理論的モデルとして，20歳から24歳までの男性基準体（reference man）と女性基準体（reference woman）が作成されている（表2.17）．この基準体は，女性が男性より10.2cm身長が低く，13.3kg体重が軽く，小さな骨格重量（6.8kg対10.4kg）と多い体脂肪量（15.3kg対10.5kg）を示している．これらの性差は，脂肪，筋，骨の総重量を体重のパーセンテージで表しても明らかである．特に，男性の15％BFと女性の27％BFの差は大きい．このような基準体の概念は，男女がこの身体組成を達成するまで努力すべきことを意味するものではないし，このような基準体が望ましい身体組成の状態を意味するのでもない．このモデルは，身体組成について個人の状態を比較するための基準となるものである．

表2.17 アメリカにおける男性基準体と女性基準体の身体組成

男性基準体	女性基準体
年齢 = 20～24歳	年齢 = 20～24歳
身長 = 174.0cm	身長 = 163.8cm
体重 = 70kg	体重 = 56.7kg
総脂肪量 = 10.5kg（15.0％）	総脂肪量 = 15.3kg（27.0％）
貯蔵脂肪量 = 8.4kg（12.0％）	貯蔵脂肪量 = 8.5kg（15.0％）
必須脂肪量 = 2.1kg（3.0％）	必須脂肪量 = 6.8kg（12.0％）
筋量 = 31.3kg（44.7％）	筋量 = 20.4kg（44.7％）
骨量 = 10.4kg（14.9％）	骨量 = 6.8kg（12.0％）
残余物 = 17.8kg（25.4％）	残余物 = 14.1kg（25.0％）
除脂肪量 = 61.7kg	除脂肪量 = 48.2kg
・必須脂肪量 = 2.1kg（3.4％）	・必須脂肪量 = 6.8kg（14.1％）
・筋量 = 31.3kg（50.7％）	・筋量 = 20.4kg（42.3％）
・骨量 = 10.4kg（16.9％）	・骨量 = 6.8kg（14.1％）

（Katch & McArdle，1993を著者修正）

2.2 身体組成の標準値

しかし，日本には現在でもこのような基準体モデルが存在しない．わが国で最初に報告された身体組成（1964年）は，18～27歳の96名の男性で，身長167.2 cm，体重58.9 kg，体脂肪量（BFM）7.7 kg，%BF 13.1，LBM 51.2 kg，18～23歳の112名の女性で，身長155.3 cm，体重48.9 kg，BFM 10.9 kg，%BF 22.2，LBM 38.0 kgであった．しかし，これらの値が日本人の基準体になりうるはずはないし，近年の日本人の食生活やライフスタイルの変化を考慮すると，身体組成は大きく変化しているはずである．

現在，わが国でも，広い分野で日本人の身体組成が分析されている．しかし，これらは日本人の身体組成の基準体を作成する目的では行われていない．幅広い年齢層についての分析は行われてはいるが，年齢層に偏りがある．例えば，10歳以下と60歳以上の分析結果は少なく，男性では10歳代，20歳代，40歳代が多く，女性では10歳代と20歳代の分析結果が多い．また，身体組成の分析法も水中体重秤量法と皮下脂肪厚法が多く，体水分法（重水希釈法）やインピーダンス法による分析結果は少ない．

身体組成には性差，年齢差，人種差があるため，標準値を決める場合は，これ

表2.18 身体組成の間接推定法の評価

	コスト	測定の難易度	精度 LBM	精度 %BF	有効性
インピーダンス法	4	5	4	4	17
身体密度計測法					
水中体重秤量法	3	2	5	5	15
プレチスモグラフ法	2	3	5	5	15
体水分法					
重水希釈法	4	3	3	3	13
トリチウム希釈法	3	3	3	3	12
酸素-18希釈法	1	1	4	4	10
皮下脂肪厚法	5	4	2	2	13
超音波法	3	3	3	3	12
中性子活性化法	1	1	5	5	12
光子吸収法	2	2	4	4	12
近赤外線法	2	3	3	3	11
3-メチルヒスチジン法	4	3	3	?	
コンピュータ断層撮影法	1	1	?	?	
磁気共鳴画像法	1	1	?	?	

（注）　コストと測定の難易度：1＝高い：5＝低い，精度：1＝低い：5＝高い
（Lukaski, 1987を著者修正）

第2章 身体組成の評価

らに対する配慮も当然重要であるが，前述した測定法のどれを選択するかは（測定法によって身体組成値は異なる），その精度，測定法の難易度（技術的困難性），およびコストなどを考慮して，有効性を判断すべきである（表2.18）．

標準値を設定するためには，性別，年齢別に多数のサンプルを必要とするため，身体組成の推定法としてインピーダンス法の使用が最も適切であると思われるが，わが国では広い年齢層に適用できる推定式が開発されていない．ここでは，著者らの研究室で行った重水希釈法による日本人の身体組成標準値について述べる．

日本人の身体組成標準値

日本人の男性134人と女性169人を若年者（16〜20歳），中年者（40〜49歳），高年者（60〜69歳）に分類すると，それぞれの平均値は表2.19のようになる．ただし，男女の身長と体重は日本人標準値とほぼ一致するが，これらの数値はすべて重水希釈法を用いた体水分法による分析値であるため，％BFを高く（約8％），LBMを小さく推定した可能性がある．

一方，日本肥満学会は，疾病罹患率が最も低いBMI（body mass index）を22であるとして，標準体重は$22 \times 身長^2$ (m^2)，としている．そこで，成人男女について，BMI = 22 ± 1の範囲にある者を日本人の基準体として身体組成を分析すると（図2.8），男性の標準値は女子の標準値より身長が11.0 cm高く，体重が

表2.19 日本人の基準体モデル

		男性			女性		
		若年者 (16〜20歳)	中年者 (40〜49歳)	高年者 (60〜69歳)	若年者 (16〜20歳)	中年者 (40〜49歳)	高年者 (60〜69歳)
年齢	(歳)	18.7±1.3	45.2±3.1	65.1±2.7	18.2±0.5	45.5±3.1	67.0±4.3
身長	(cm)	170.1±6.0	163.2±5.9	164.3±6.2	157.7±3.6	153.5±3.4	150.2±3.1
体重	(kg)	61.5±8.3	62.6±8.2	55.1±6.4	50.5±7.8	58.2±7.6	48.0±8.5
BMI	(kg/m^2)	21.3±2.5	23.5±2.1	20.4±2.1	20.3±3.0	24.7±3.1	21.3±3.5
WHR		0.80±0.04	0.91±0.05	0.87±0.05	0.77±0.04	0.87±0.09	0.86±0.12
体脂肪量	(kg)	14.7±4.2	17.2±4.7	13.7±3.6	15.8±4.7	19.5±4.2	16.8±5.7
体脂肪率	(％)	23.9	27.5	24.9	31.3	33.5	35.0
皮下脂肪量	(kg)	5.9±3.6	7.7±3.7	4.8±1.9	8.0±3.3	10.6±3.3	7.0±3.6
体内深部脂肪量	(kg)	8.8±2.8	9.5±2.1	8.9±2.4	7.8±2.0	8.9±2.8	9.8±2.7
除脂肪量	(kg)	46.8±5.2	45.4±5.2	41.1±4.4	34.7±4.1	38.7±4.7	31.2±3.3
上腕背側部皮下脂肪厚	(mm)	10.2±4.2	10.2±3.4	7.5±1.9	15.4±5.2	19.4±5.0	14.2±4.7
肩甲骨下部皮下脂肪厚	(mm)	13.0±5.5	19.5±7.9	13.3±4.1	15.7±6.3	24.1±7.4	16.9±6.5

2.2 身体組成の標準値

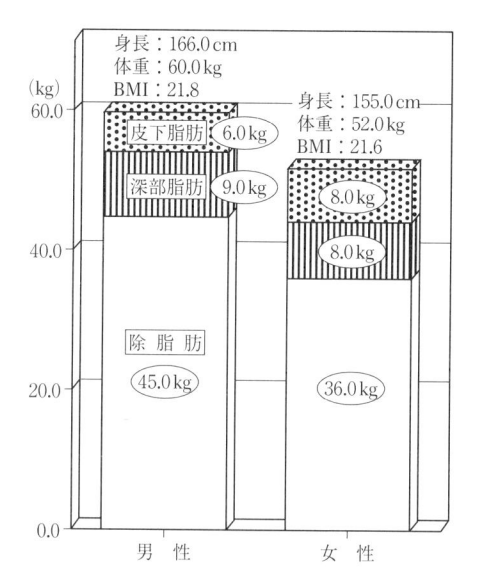

図 2.8 日本人成人男女基準体の身体組成標準値

8 kg 重く，大きな LBM（45 kg 対 36 kg）と若干小さな BFM（15 kg 対 16 kg）を示す．特に，男性の体内深部脂肪量が女性より 1 kg 多く，皮下脂肪量は逆に男性が 2 kg 少ないという特徴を示す．

第3章
人間環境と身体組成

　身体組成研究のもつ重大な意義は，身体組成に影響を及ぼす加齢（発育），栄養，身体活動など人間環境要因との関係について，生物学的な情報を提供することである．身体を構成する物質の最小単位は原子であり，次にこれらの小さな原子から分子が組み立てられ，分子は細胞を構成し，細胞は組織，器官，系を構成して全身となる．これらの構成要素からなる身体は発育と加齢のなかで変化していくが，その身体はライフスタイル（特に，不活発でストレスに富んだ）のなかに存在し，特に食行動や身体活動などの健康行動に影響されて体内の構成物は変

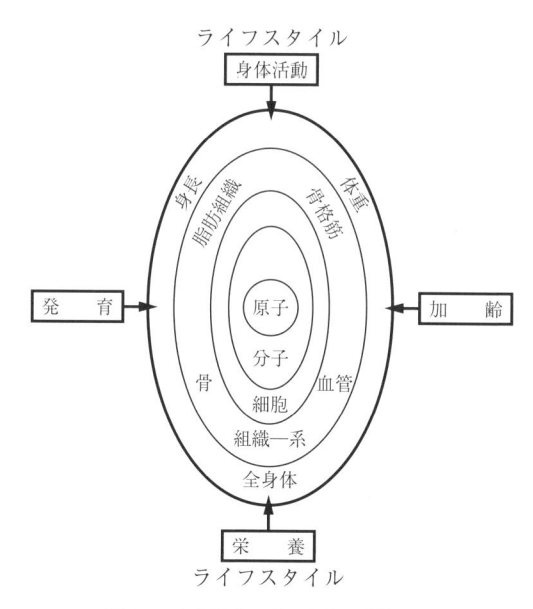

図 3.1　身体組成に及ぼす人間環境要因

第3章 人間環境と身体組成

化する（図3.1）．身体組成学における人間環境との関連は，原子，分子，細胞などのレベルの変化は間接的にしか取り扱わず，主として，必須脂質＋水＋蛋白質＋ミネラル＋残余物で構成される除脂肪量（LBM）と非必須脂質である貯蔵脂肪（BFM）の2成分モデルで考察される．これらの2成分は，あらゆるライフスタイル要因によって変化するため，good health を維持するためと，ill health を health

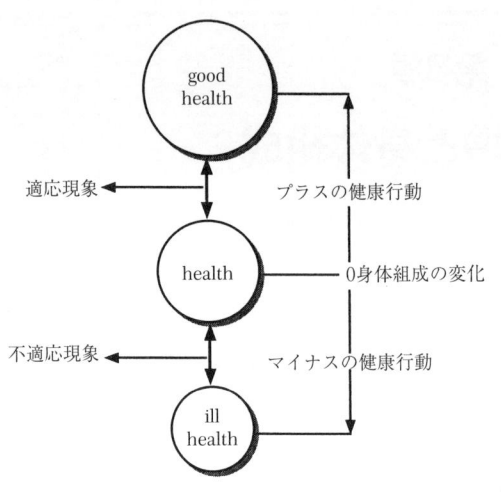

図 3.2 人間環境における健康行動と身体組成の変化

の状態に変化させるメカニズムを身体組成のレベルで追求することが重要である（図3.2）．

3.1 発育・成熟・加齢と身体組成

ヒトのからだは，発育（発達），成熟，加齢に伴って変化する種々の組織からなる複合有機体である．発育（growth）は，人体の形態的変化，すなわち身体全体や身体のある部分のサイズの増大を意味し，このサイズの変化は，細胞数の増加（増殖），細胞の大きさの増大（肥大），細胞間物質の増加（付加増大）の結果として現れる．生物学的な発達（development）は，人体の機能的変化，すなわち機能の特殊な方向に沿った細胞の分化として現れる（このことは，3.3「身体活動と身体組成」で述べている）．

ヒトの発育・発達は，誕生から成人まで単調に進行するものではない．一般に，発育・発達過程でサイズは大きくなり，機能は複雑に発達する．このような変化は，量的だけでなく質的変化としても出現する．しかも，量的変化と質的変化との間には密接な関係がある．しかし，形態測定のように人体を外からみただけでは，機能的側面を十分に理解することはできない．例えば，体重の測定値が同一

3.1 発育・成熟・加齢と身体組成

であっても，体重を構成する体脂肪量（BFM）と除脂肪量（LBM）の構成比の差によって，人体の生理機能は異なる．

身体組成の年齢変化には，遺伝的要因や環境的条件がかかわっており，個体差が大きい．しかし，一定の法則性を見出すことはできる．ここでは，発育を小児期（乳児期から思春期までの期間）と青年期（小児期と成人期の間）の身体的状態，成熟（maturation）を思春期に限定した身体的状態，加齢（aging）は成人期，すなわち発育完了期から高齢期までの身体の状態として，それぞれの時期を通した身体組成（主としてBFMとLBM）の変化について述べる．

(1) 体脂肪量の年齢変化

脂肪細胞のサイズや数は，発育している有機体のエネルギー貯蔵の必要に応じて増減する．脂肪細胞の平均直径は，誕生時で約 30〜40 μm であるが，誕生直後の1年間で 2〜3倍に増大し，10歳代後半の 80〜90 μm まで増大する．脂肪細胞の平均サイズは，思春期の開始まで大きな増大はみられず，性差もないが，思春期ではわずかな増大がみられる．この思春期増大は女性のほうが男性より顕著である．また，脂肪細胞の平均サイズのばらつきは，小児期ではかなり安定しているが，思春期では年齢の増加とともに増大する（図3.3の上図）．

脂肪細胞の数は，誕生時で約5億個であるが，誕生後の初めのうちは顕著な増加を示さな

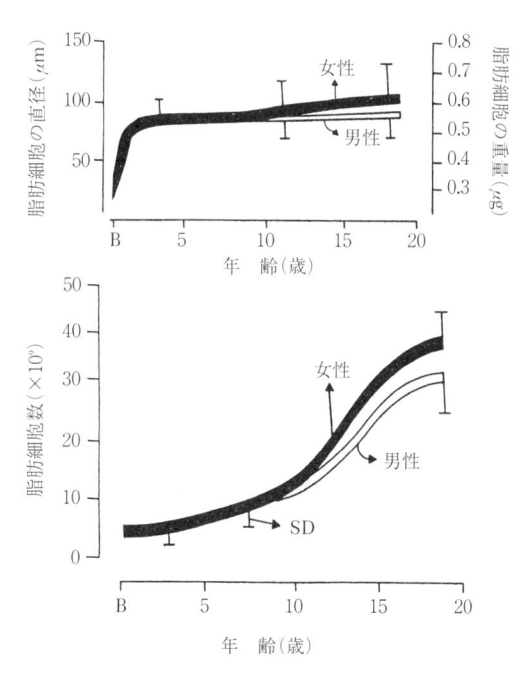

図 3.3 小児期から青年期までの脂肪細胞の大きさと脂肪細胞数の変化
（Hagerら，1977；Boultonら，1978；Knittleら，1979；Bonnet&Rocour-Brumioul，1981を著者修正）

い．したがって，幼少期における脂肪量の増加は，脂肪細胞数が増加することによる．1～2歳頃から幼児期の中期にかけて，脂肪細胞数は次第に増加し2～3倍になる．その後，思春期の開始とともに脂肪細胞数はさらに2倍になり，10歳代後半の約300～500億個まで増加して停滞する（図3.3の下図）．思春期後期における脂肪細胞数の停滞は，思春期後期から成人期を通して，白色脂肪細胞の数が比較的一定に保たれることを示している．小児期の脂肪細胞数は男女でほぼ同程度であるが，思春期では男女の脂肪細胞に性差が存在し，思春期の女性は男性より脂肪細胞の重量も脂肪細胞の総数もともに大きい．

ヒトの新生児は，平均して10～15％BFで生まれ，他の哺乳動物より相対的に多量のBFMをもっている．誕生後，BFMの蓄積は急速に始まり，誕生後の1年間が最も著しく，1歳児の％BFは20～25％と推定されている．その後，％BFは減少傾向を示し，6～7歳で最も低くなるが，思春期に向かって再び増加の傾向を示す．特に女性では，13歳頃からBFMが急激に増加する（図3.4）．

男性の皮下脂肪厚の増加は，7～9歳までが顕著で，10歳でピークに達する．その後，皮下脂肪厚の年間増加量は減少し，身長の年間発育量が最大値を示す頃に最小値を示す．女性の皮下脂肪厚も男性と同様のパターンを示すが，全体的に男性より高いレベルにある．女性も身長の年間発育量がピークを示す時期と皮下脂肪厚の年間増加量が最小を示す時期は，ほぼ一致している．その後の女性における皮下脂肪厚の発育量増加にはホルモンの影響が考えられる．一般に，初潮は身長の発育量がピークに達した直後に起こるとさ

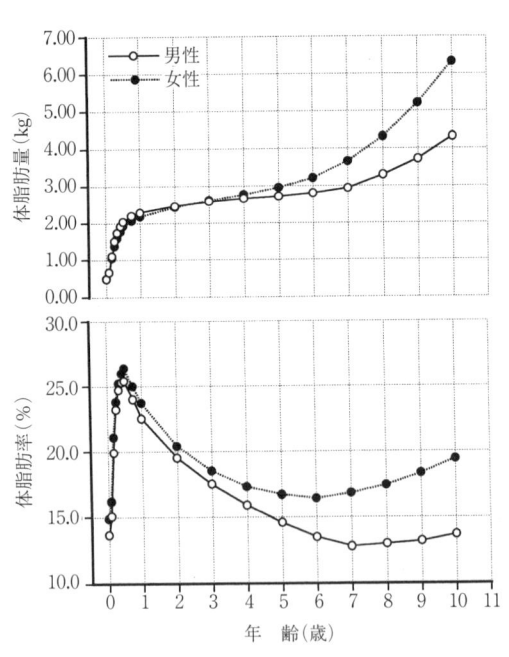

図3.4 小児期における体脂肪量と体脂肪率の年齢変化
　　　（Fomonら，1982を著者修正）

3.1 発育・成熟・加齢と身体組成

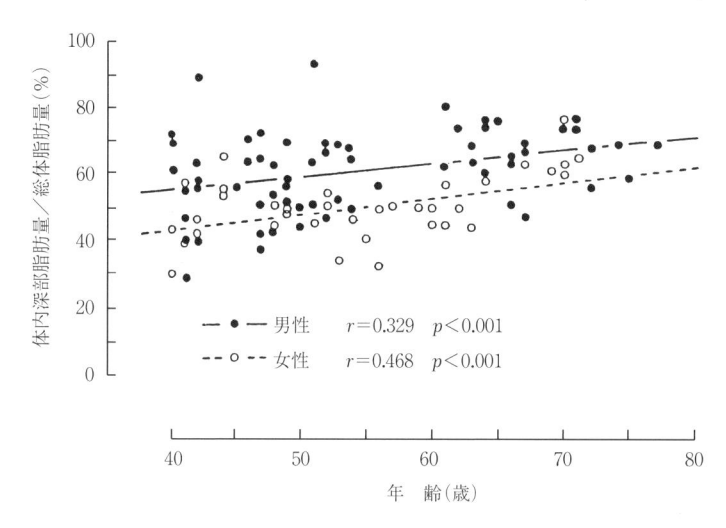

図 3.5 総体脂肪量(BFM)に占める体内深部脂肪量(IFM)比の加齢変化

れているが，この時期と一致して女性の皮下脂肪厚の発育増加量に加速がみられるのは，おそらくエストロゲン (estrogen) 産生の増加によるものと考えられる．

成人後の身体組成は加齢によって変化し，特に BFM は加齢によって増加するが，男性は女性に比べて明らかに少ない．BFM を皮下脂肪量 (subcutaneous fat mass：SFM) と体内深部脂肪量 (internal fat mass：IFM) とに二分すると，女性の SFM の絶対値は男性の 2 倍近い大きな値を示す．しかし，IFM の絶対値とそれらの体重に対する相対値には有意な性差がない．BFM と SFM は男女とも年齢と有意な正の相関を示すが，IFM は男女とも年齢とは有意な相関を示さない．しかし，BFM に占める IFM の割合は男女とも年齢とともに上昇する（図 3.5）．高齢期における %BF の増大は老化の一般的な特徴であり，日常生活における身体活動量の低下が影響している．特に，高齢期における BFM に占める IFM の増加は，生体の生理機能と代謝に大きな影響を与える．

(2) 除脂肪量の年齢変化

除脂肪量 (LBM) は，約 73 % が密度 1.00×10^3 kg/m^3 の水であり，約 20 % が密度 1.34×10^3 kg/m^3 の蛋白質，約 7 % が密度 3.00×10^3 kg/m^3 のミネラル，1 % 以下が炭水化物である．LBM 組成の性差は，乳幼児期では大きくないが，3

第3章 人間環境と身体組成

表3.1 LBM成分の年齢変化

年齢（歳）	LBMに占める割合（％）		
	水	蛋白質	ミネラル
男性　誕生時	80.6	15.0	3.7
1	79.0	16.6	3.7
3	77.5	17.8	4.0
5	76.6	18.5	4.3
7〜9	76.8	18.1	5.1
9〜11	76.2	18.4	5.4
11〜13	75.4	18.9	5.7
13〜15	74.7	19.1	6.2
15〜17	74.2	19.3	6.5
17〜20	74.0	19.4	6.6
女性　誕生時	80.6	15.0	3.7
1	78.8	16.9	3.7
3	77.9	17.7	3.7
5	77.6	18.0	3.7
7〜9	77.6	17.5	4.9
9〜11	77.0	17.8	5.2
11〜13	76.6	17.9	5.5
13〜15	75.5	18.6	5.9
15〜17	75.0	18.9	6.1
17〜20	74.8	19.2	6.0

（Malina & Bouchard, 1991を著者修正）

歳頃から男性のほうが水が少なく，蛋白質やミネラルは女性より多い（表3.1）．

一方，LBMは筋量と密接な関係にあり，骨格筋がLBMの48〜54％を占めている．このように，LBMは身体組成のなかで代謝的に活性な区分であり，一般に蛋白質関連のからだの指標とされている．したがって，LBMは安静時酸素消費量，二酸化炭素産生，熱産生（エネルギー消費量）などと高い相関関係にあり，その年齢変化を知ることは，ヒトの発育・発達を理解するうえで非常に重要である．しかし，同性，同年齢の個人間では，BFMのほうがLBMより大きな変異性を示し，BFMが莫大に増加できるのに対して，LBMの増大は男性で約100 kg，女性で約70 kgが限界と考えられている．

　LBMの発育パターンは，身長や体重の発育パターンと同様である．胎生後期からのLBMの急激な増加は1.5歳頃まで続き，その後の発育速度は低下するが，LBMは着実に増加し続ける．LBMは，誕生から10歳頃まで小さな性差ではあるが，男性が女性より高い値で推移する．LBMの明確な性差は思春期の発育スパート時に現れてくる．女性（15〜16歳）は男性（19〜20歳）より早く若年成人のLBM値に達する（図3.6）．したがって，20歳のLBMの男女比（1.45：1）は，体重の男女比（1.25：1）や身長の男女比（1.08：1）に比べて非常に高く，10歳代後半の女性の平均LBMは男性の平均の約70％でしかない．身長1 cm当たりのLBMは，15歳までほとんど性差がなく，15歳以降では同じ身長でも男性（身長1 cm当たり約0.36 kg）のほうが女性（身長1 cm当たり約0.26 kg）より大きい（図3.7）．

3.1 発育・成熟・加齢と身体組成

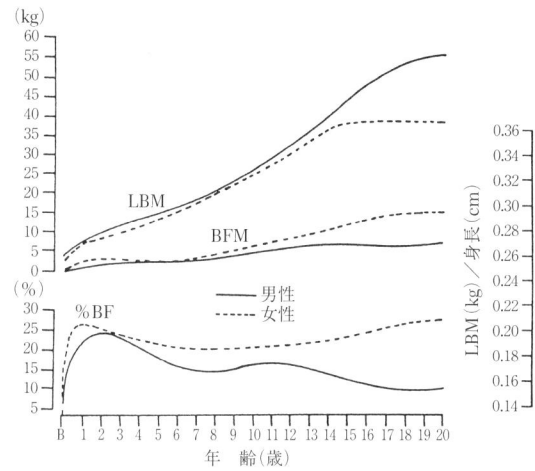

図 3.6 除脂肪量, 体脂肪量, 体脂肪率の年齢変化
(Owen ら, 1962；Yssing & Friis-Hansen, 1965；Flynn ら, 1967；Malina ら, 1988；Malina, 1989 を著者修正)

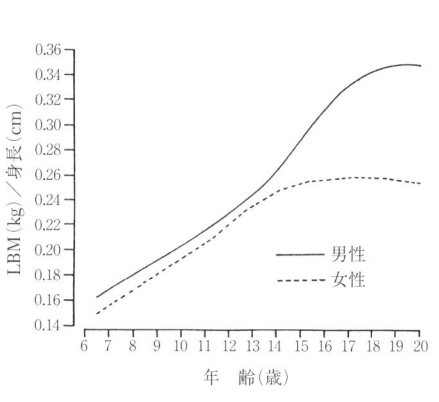

図 3.7 身長 1 cm 当たりの LBM の年齢変化
(Owen ら, 1962；Yssing & Friis-Hansen, 1965；Flynn ら, 1967；Malina ら, 1988；Malina, 1989 を著者修正)

　成人以降の加齢に伴う LBM の変化は一般に減少傾向を示す．特に，実質組織の減少もさることながら，細胞内水分量の減少が顕著である（図 3.8）．実質細胞の原形質水分含有量は，加齢によって変化しないため，細胞内水分量の減少は，主として実質細胞数の減少によるものと考えられる．すなわち，LBM の加齢による減少は実質細胞数の減少を意味しており，重要な組織・器官の重量を減少させる．

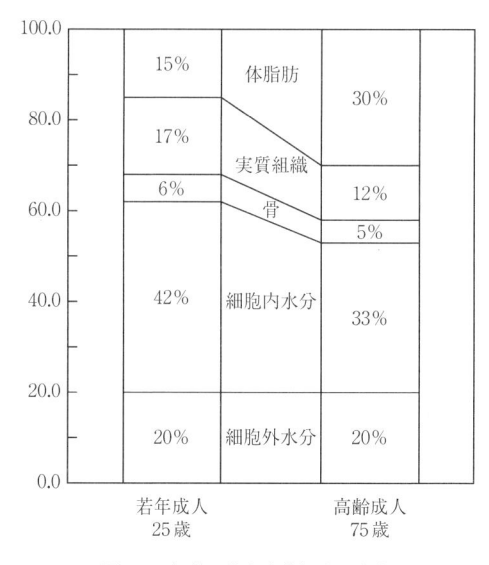

図 3.8 加齢に伴う身体組成の変化

3.2 栄養と身体組成

「この食品には栄養がある」「この食品は栄養になる」とよく耳にするが，「栄養」(nutrition) は，食物のなかにあるものではなく，食物のなかにあるのは栄養素（nutrient）である．食物を摂取し，消化し，吸収し，からだの細胞に同化して，いわゆる「血となし，肉となし」て，次にそれらを異化してエネルギーを出し，生きる力，働くための力にするのが「栄養」である．つまり，栄養とは，「生物が適当な物質を体外から取り入れ，代謝し，同化し，異化し，エネルギーを出し，それで身体を維持し，生活するという生理現象全体を指す」のである．

人体は，体外から物質を摂取してこれを利用し，生命を維持している．また，人体は，水，蛋白質，脂質，グリコーゲン，ミネラルなどの化合物から構成されており，これらの摂取した栄養素によって，常に置き換えられている．つまり，からだは食物に含まれる多くの物質と同じものを含んでおり，栄養素摂取の過剰と不足，そしてインバランスは，身体組成においても過剰と不足やインバランスを生じさせる．一方，摂取された各種の栄養素は，体内で重要な生理作用をもっているため，人体を構成している化学的組成の過剰，不足とインバランスは，人体の生理機能に変化をもたらし，自覚的・他覚的な臨床症状を示す．すなわち，至適な健康状態の維持や小児の望ましい発育速度の維持は，必須栄養素とエネルギー源の適切な供給による身体組成に依存しているといえる．

生体に対する刺激が栄養学的なもの，例えば栄養的過剰，あるいは栄養的不足のようなものであれば，体重の変化として LBM も BFM も同一方向に変化する（図 3.9）．しかし，冬眠中の熊は別として，体重減少の大部分は BFM である．

栄養素は，炭水化物（糖質と繊維），蛋白質，脂質，ミネラル（水を含む），ビタミンの 5 種に大別される．これらをその働きによって分類すると，

① 熱源としてエネルギーを供給する成分（熱量源）——糖質・脂質・蛋白質
② 生体組織の構成成分となる成分（構成素）——蛋白質・ミネラル
③ 生体機能の調節に関与する成分（調節素）——ビタミン・ミネラル

となる．ここでは，ヒトの生命活動に必要なエネルギーと身体組成の関係について述べる．

3.2 栄養と身体組成

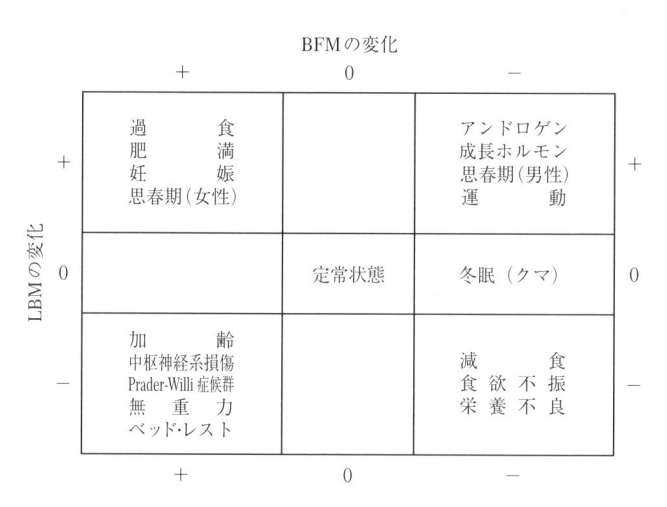

	BFMの変化			
	＋	0	－	
＋	過食 肥満 妊娠 思春期（女性）		アンドロゲン 成長ホルモン 思春期（男性） 運動	＋
LBMの変化 0		定常状態	冬眠（クマ）	0
－	加齢 中枢神経系損傷 Prader-Willi 症候群 無重力 ベッド・レスト		減食 食欲不振 栄養不良	－
	＋	0	－	

図 3.9　種々の状況でみられる体脂肪量と除脂肪量の変化
(Wangら, 1992を著者修正)

（1）生体のエネルギー

エネルギーは，「内蔵された仕事の能力」という意味をもつギリシャ語に由来する．ヒトは，食物がもつ化学結合エネルギーをアデノシン三リン酸（adenosine triphosphate：ATP）のような高エネルギー化合物に変えて，この物質を利用して仕事（化学的な仕事：生合成・増殖，輸送と濃縮の仕事：物質の吸収と輸送・神経伝達，機械的な仕事：運動・骨格筋の収縮）をなし，人間環境に対して有利な条件で生体の営みを行い生きている．このほかに，体温を一定に保つために熱としてもエネルギーが使われる．

このようなヒトの生命活動に必要なエネルギーは，食物中の糖質・脂質・蛋白質（三大熱源栄養素）から供給される．熱源栄養素 1 g 当たりの熱量は，糖質 4 kcal, 脂質 9 kcal, 蛋白質 4 kcal（Atwater 係数）である．

しかし，これらは間接的なエネルギー源であり，生物学的なあらゆる仕事の直接エネルギー源は ATP である（図 3.10）. ATP は，アデノシン二リン酸（adenosine diphosphate：ADP）とリン酸（Pi）に分解され，このエネルギーで細胞は仕事をする（図 3.11）．このとき，ATP 1 モルの加水分解によって 7.3 kcal

第3章 人間環境と身体組成

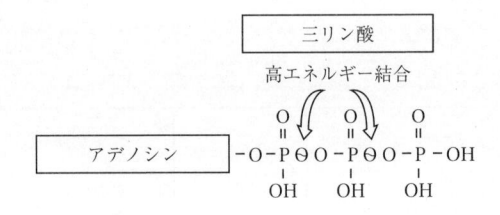

図 3.10 アデノシン三リン酸の構造

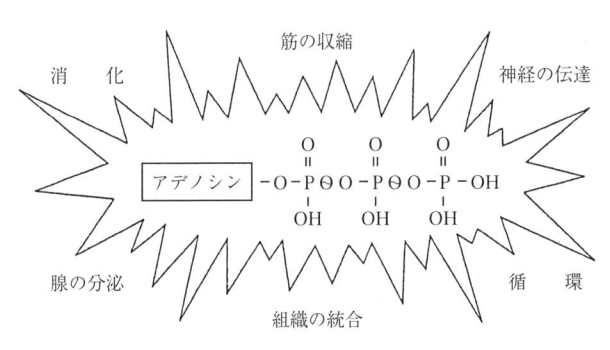

図 3.11 アデノシン三リン酸の分解

のエネルギーが放出される（ATP + H_2O → 6 CO_2 + 6 H_2O − 7.3 kcal/mole）。しかし，ATP は少量しか存在しないため，ADP と Pi から瞬時に合成される（ADP + Pi → ATP）。例えば，有気的条件下では，糖（グルコース）の分解から 38 モルの ATP が合成される（グルコース + 38 Pi + 38 ADP + 6 O_2 → 6 CO_2 + 44 H_2O + 38 ATP）。また，グルコース1モルの酸化によって，686 kcal のエネルギーが放出される（グルコース + 6 O_2 → 6 CO_2 + 6 H_2O − 686 kcal/mole）。したがって，グルコースが細胞内で分解されると，[(7300 × 38)÷686000]× 100=40.4 ％の効率で，エネルギー源である ATP が獲得される．

　エネルギーは，栄養学上の熱量単位であるキロカロリー（kcal）で表す．1 kcal とは，水1 l の温度を 14.5 ℃から 15.5 ℃まで上昇させるのに必要な熱量である．国際的には，メートル法によるジュール（joule）が使用される（1 joule は質量 1 kg の物体を 1 m/秒の加速度で，1 m 移動させるのに使われるエネルギー，1 kcal=4.184 kjoule）．

(2) 生体でのエネルギーの流れ

ヒトを含むすべての動物は，常に飢餓との闘いのなかで生活してきた．したがって，動物の代謝機構は，食糧があるときは食べ，エネルギーの余剰は蓄積し，飢餓に備えるようにできている．例えば，糖質は肝臓や筋にグリコーゲンとして蓄え，蛋白質は体蛋白として蓄える．しかし，これらは貯蔵場所に限界があり，多くを貯蔵すると重くてかさばる．

したがって，ヒトを含む多くの動物は，エネルギーの貯蔵法として，軽くて，しかも利用する際に単位重量当たりの熱量が大きい脂肪という形に変えて貯蔵する（図 3.12）．

組織機能の重要な部分は，有機燃料の代謝から引き出されるエネルギーによって活性化される蛋白質によるものであるが，非蛋白エネルギーの主要な源は，グリコーゲンと脂肪である．グリコーゲンは，肝臓や骨格筋に分布しているが，その貯蔵量は少ない（〜400 g）．つまり，脂肪が他のエネルギー源と異なるのは，その貯蔵スペースが無制限ともいえるからである．

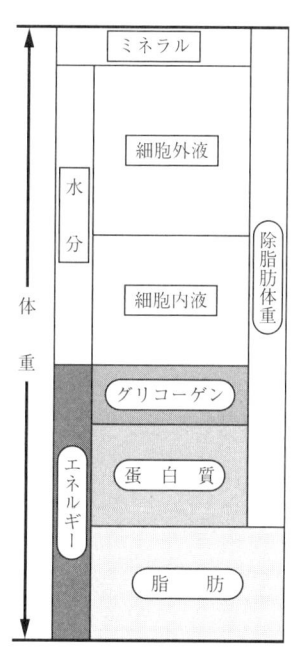

図 3.12 体重の構成要素とエネルギーの関係

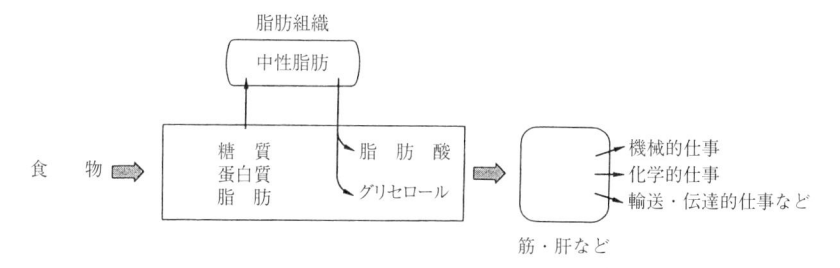

図 3.13 生体でのエネルギーの流れ
（奥田択道，1984 を著者修正）

脂肪組織は，食物に由来する化学エネルギーを中性脂肪の形に変えて貯蔵し，中性脂肪は生体全体のエネルギー要求に応じて，脂肪酸とグリセロールとなって脂肪組織から放出され，他の臓器で仕事のためのエネルギーとして利用される（図3.13）．

(3) エネルギーの摂取量と消費量

植物は，光のエネルギーを利用して化学エネルギーに変えることができる．しかし，このような手段をもたないヒトは，食事としてエネルギーを摂取しなければならない．摂取した食物がもつエネルギーとそれらが体内でエネルギーとして利用される値がわかれば，摂取したエネルギーがわかる．

食品がもつエネルギーは，熱量として高圧酸素下で食品を完全に燃焼させ，発生した熱量を温度計を用いて測定される．多くの食品の熱量を測定し，栄養素1g当たりの燃焼エネルギー値が測定されている（物理的燃焼値：Rubner係数）．食品のこの熱量に消化吸収率を掛けた値が，生理的燃焼値（Atwater係数）である（表3.2）．

1日の摂取エネルギーは，その日に摂取した個々の食品のエネルギー値を「日本人の栄養所要量」に準じて換算し（係数が明らかでない食品はAtwater係数を利用），個々の食品の総重量から計算する．

エネルギーの消費量（A）は，次の式から求められる．

$$A = （生命維持に必要な基礎代謝）＋（生活活動に必要な活動代謝）＋（食物摂取に伴う特異動的作用）$$

基礎代謝（basal metabolism：BM）は，測定前日の夕食として軽い食事を摂取した後は絶食し（食事誘発性のエネルギー代謝を最小にする），翌朝の覚醒時

表3.2 栄養素の熱量と生理的燃焼値

栄養素	実測値の平均		消化吸収率	
	(kcal/g)	Rubner係数	(%)	Atwater係数
糖質	4.1	4.1	90〜98	4.0
脂肪	9.3	9.3	95	9.0
蛋白質				
動物性	5.6	4.35　平均4.1	75〜97	4.0
植物性	5.0	3.75		

3.2 栄養と身体組成

表 3.3 性・年齢別の基礎代謝量

年齢(歳)	男性				女性			
	基準体位		基礎代謝基準値 (kcal/kg/日)	基礎代謝量 (kcal/日)	基準体位		基礎代謝基準値 (kcal/kg/日)	基礎代謝量 (kcal/日)
	身長 (cm)	体重 (kg)			身長 (cm)	体重 (kg)		
1〜2	83.6	11.5	61.0	700	83.6	11.5	59.7	700
3〜5	102.3	16.4	54.8	900	102.3	16.4	52.2	860
6〜8	121.9	24.6	44.3	1 090	120.8	23.9	41.9	1 000
9〜11	139.0	34.6	37.4	1 290	138.4	33.8	34.8	1 180
12〜14	158.3	47.9	31.0	1 480	153.4	45.3	29.6	1 340
15〜17	169.3	59.8	27.0	1 610	157.8	51.4	25.3	1 300
18〜29	171.3	64.7	24.0	1 550	158.1	51.2	23.6	1 210
30〜49	169.1	67.0	22.3	1 500	156.0	54.2	21.7	1 170
50〜69	163.9	62.5	21.5	1 350	151.4	53.8	20.7	1 110
70〜	159.4	56.7	21.5	1 220	145.6	48.7	20.7	1 010

(日本人の栄養所要量, 1999)

表 3.4 生活活動区分

生活活動強度指数 (基礎代謝の倍数)	日常生活活動の例		日常生活の内容
	生活動作	時間	
I (低い) 1.3	安静 立つ 歩く 速歩 筋運動	12 11 1 0 0	散歩, 買物など比較的ゆっくりした1時間程度の歩行のほか, 大部分は座位での読書, 勉強, 談話, また座位や横になってのテレビ, 音楽鑑賞などしている場合
II (やや低い) 1.5	安静 立つ 歩く 速歩 筋運動	10 9 5 0 0	通勤, 仕事などで2時間程度の歩行や乗車, 接客, 家事等立位での業務が比較的多いほか, 大部分は座位での事務, 談話などしている場合
III (適度) 1.7	安静 立つ 歩く 速歩 筋運動	9 8 6 1 0	生活活動強度II (やや低い) の者が1日1時間程度は速歩やサイクリングなど比較的強い身体活動を行っている場合や, 大部分は立位での作業であるが1時間程度は農作業, 漁業などの比較的強い作業に従事している場合
IV (高い) 1.9	安静 立つ 歩く 速歩 筋運動	9 8 5 1 1	1日のうち1時間程度は激しいトレーニングや木材の運搬, 農繁期の農耕作業などのような強い作業に従事している場合

(日本人の栄養所要量, 1999)

に20℃の室内で，安静仰臥の状態で測定されるエネルギー代謝のことである．しかし，測定が容易でないことから，「身体的，精神的に安静な状態で代謝される最小のエネルギー代謝量であって，生きていくために必要な最小のエネルギー代謝量である」と定義されている（表3.3）．

活動代謝量は，実際に測定することが困難であるため，わが国では生活活動強度を4段階（Ⅰ：低い～Ⅳ：高い）に区分し，各生活活動強度別に基礎代謝の倍率で示している（表3.4）．

特異動的作用（specific dynamic action：SDA，現在国際的には diet-induced thermogenesis：DIT や thermic effect of food：TEF と呼ばれている）は，食物を摂取すると酸素消費が増し，エネルギー代謝が亢進する現象である．食物摂取に伴う酸素消費の増加は，栄養素の種類によって異なり，基礎代謝に対する増加率で表すと，蛋白質30％，脂質4％，糖質6％くらいである．日本人の場合，糖質の摂取量が多いので，摂取エネルギーの約7～8％が特異動的作用によって消費される．

（4）エネルギーの摂取量と消費量のバランス

栄養で最も重要な意義の一つは，エネルギー消費量に見合う十分な食物を摂取することである．すなわち，十分なエネルギーの摂取がないと，小児の発育は阻害され，成人の仕事の能率は低下する．

エネルギー摂取量とエネルギー消費量の差をエネルギー・バランスという．したがって，プラスのエネルギー・バランスは摂取エネルギー＞消費エネルギーであり，マイナスのエネルギー・バランスは摂取エネルギー＜消費エネルギーである．エネルギー・バランスが±0の状態であれば，体重の増減はなく，一定の体重が維持される．節食や絶食によって，エネルギー・バランスはマイナスに傾き，生命を維持するために蓄えられている脂肪，糖質，筋を構成する蛋白質が燃焼されてエネルギーに変えられるため，体重は減少する（図3.14）．逆に，過食によってエネルギー・バランスはプラスに傾き，余剰のエネルギーは脂肪として体内に蓄えられるため，体重は増加する．このプラスのエネルギー・バランスは肥満につながるため，「第5章　肥満と身体組成」で詳しく述べる．ここでは，マイナスのエネルギー・バランスと身体組成の関係について述べることにする．

3.2 栄養と身体組成

マイナスのエネルギー・バランスは，①エネルギー摂取量が減少している場合，②エネルギー消費量が増加している場合，③その両者の場合，が考えられる．また，体重減少には，① BFM の減少，② LBM の減少，③総体水分量（total body water：TBW）の減少などの，単独あるいは同時の減少が考えられる．

1 日のエネルギー摂取量をエネルギー所要量の 2/3 である 1600 kcal（50 g の蛋白質を含む）に減らした 24 週間の飢餓実験は，次のような結果を報告している．実験前の体重 69.5 kg は，24 週間のマイナスのエネルギー・バランスで 15.9 kg（－23 %）減少した．同様に，BFM は 9.7 kg から 2.7 kg まで 7.0 kg（－72 %）も減少し，同時に脂肪を除いた代謝的に活性な組織（骨格筋，脂肪を取り除いた内臓器官，血液と骨髄の細胞，免疫系統）も 39.6 kg から 30.0 kg まで 9.6 kg（－24 %）減少した（表 3.5）．

このように，マイナスのエネルギー・バランスによる BFM の減少は大きいが，活性組織の減少も体重の減少に比例して起こる．

また，マイナスのエネルギー・バランスは，エネルギー摂取量の不足ばかりでなく，摂取蛋白質不足が関与した状態の疾患（蛋白質・エネルギー栄養障害，protein-energy malnutrition：PEM）を伴うことが多く，マイナスの栄養バランス，細胞機能損傷，種々の合併症を引き起こし，50 % の LBM 喪失で死に至らし

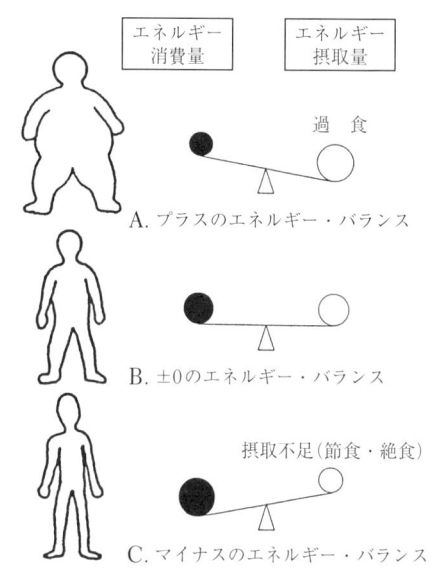

図 3.14 エネルギー・バランスと体重

表 3.5 24 週間の飢餓による身体組成の変化

	飢餓実験前（%）	飢餓実験後（%）	変化率（%）
体重	69.5kg（100）	53.6kg（100）	－23
体脂肪	9.7kg（14）	2.7kg（5）	－72
活性組織	39.6kg（57）	30.0kg（56）	－24

（Keys ら，1950 を著者修正）

第 3 章 人間環境と身体組成

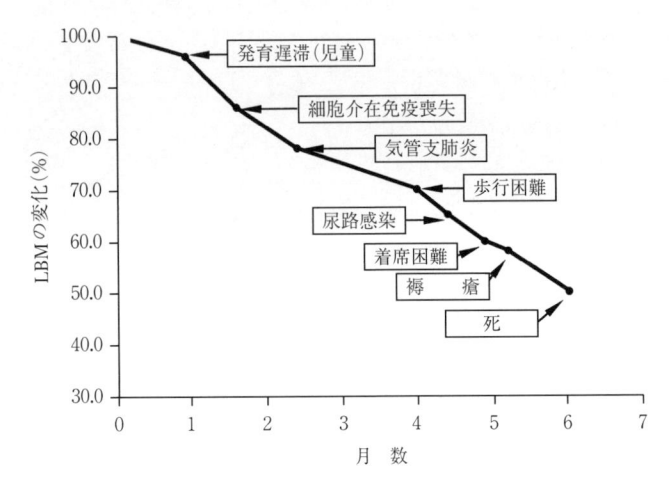

図 3.15 慢性消耗性疾患患者の蛋白熱量不足症によるLBMの変化と病歴
（Heymsfieldら，1979を著者修正）

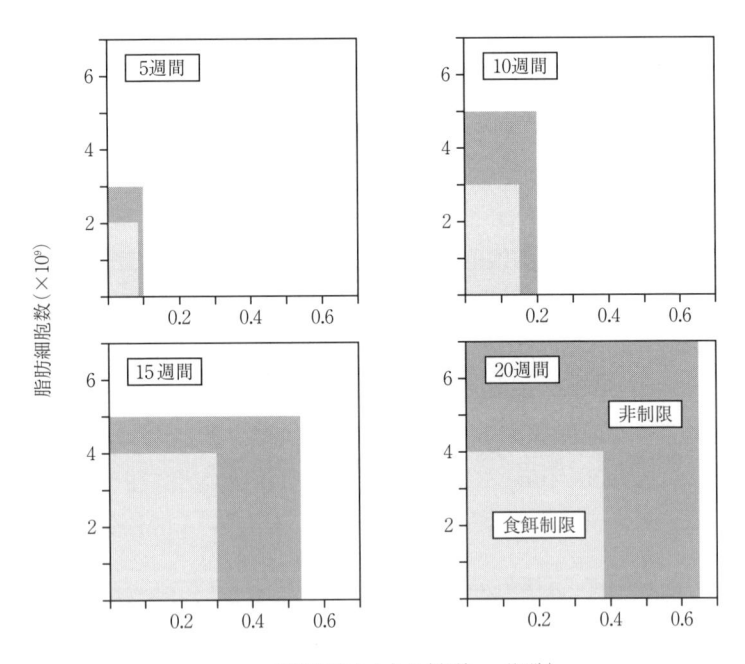

図 3.16 食餌制限によるラットの脂肪細胞の大きさと数の変化
（Katch & McArdle, 1993を著者修正）

める（図3.15）．

　21週間で離乳させ，その後，食餌制限をしたラットと制限しなかったラットを比較すると（図3.16），食餌制限したラットは，明らかに脂肪細胞のサイズも数も低いレベルにある．特に食餌制限したラットは，15週間で脂肪細胞数がプラトーに達する．しかし，食餌制限しなかったラットの脂肪細胞数は増加し続ける．一方，脂肪細胞のサイズは，食餌制限したラットでも増加し続けるが，そのサイズは食餌制限しなかったラットに比べて明らかに小さい．

　このように，マイナスのエネルギー・バランスでは，BFM と LBM の両方が減少するため，健康にとって極めて高いリスクになる．減食による生存限界は，成人で体蛋白質の50％喪失であり，ボディ・マス・インデックス（BMI）は13とされている．

3.3　身体活動と身体組成

　ギプスで固定された四肢や麻痺した四肢における筋量や骨密度の低下は，よく知られた現象である．宇宙飛行士の研究では，84日間の飛行時における体重減少が2.8 kg で，LBM の減少は平均2.1 kg であったと報告されている．また，18日間宇宙で過ごしたラットでは，8％の LBM 低下と BFM の増加が報告されている．これらは，正常な身体組成の維持が重力と神経－筋支配による身体活動に依存していることを示している．

　安静時に筋と脂肪組織に等分されていた糖や脂肪のエネルギーは，運動によって筋への流れが増加し，脂肪組織への流れが減少する（図3.17）．このように，身体活動時には運動強度に応じて多量のエネルギーが消費される．

　ラットの実験で，食物摂取は自由であるが水泳運動を強制される運動群と，自由摂食で非運動群および運動群と同じ体重を維持するだけのエネルギー摂取量に制限された非運動群の，体重や総脂肪量が比較されている（図3.18）．自由に摂食できたが長期間の運動を強制された運動群の体重は，非常に緩やかに増加し，自由摂食の非運動群の最終体重と比べると明らかに低い体重を示している．このことは，運動で増大したエネルギー消費量のせいと考えられる．この自由摂食の非運動群は，実験終了時に自由摂食の運動群より約4倍高い総脂肪量を示してい

第3章 人間環境と身体組成

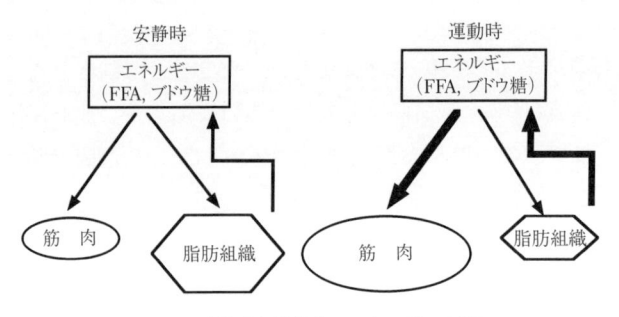

図3.17 安静時と運動時のエネルギーの流れ
（下村ら，1995を著者修正）

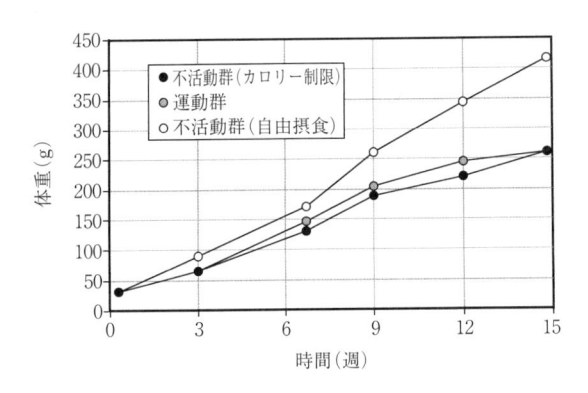

図3.18 ラットの体重に及ぼす身体活動の影響
（Katch & McArdle, 1993 を著者修正）

る．また，数週間強制的に毎日泳がされた運動群と体重を一致させるようにエネルギー摂取量を制限された非運動群では，たとえ体重が同じであっても，運動群は LBM を増加させ，BFM を減少させている．

上記のような結果が，身体組成に及ぼす身体活動の影響として，一般に認識されている．しかし，ヒトではこの種の研究が比較的短い実験期間で行われているのに対して，身体組成に及ぼす身体活動の影響は長期間にわたる変化として現れる．また，身体活動による身体組成の変化は，種々の外的要因（例えば，性，年齢，体脂肪のレベルや分布，遺伝的体質など）に依存しているので，身体組成の変化には大きな個体差が生じるため困難な課題でもある．ここでは，異なったタ

イプの身体活動による身体組成の変化の典型的な特徴を述べる．

（1）身体活動と体脂肪量

有酸素性運動（aerobic exercise）による体重低下の大部分は，体脂肪量（BFM）の減少である．さらに，身体活動による体重変化における個人間の違いの大部分も BFM の低下の違いに関係がある．身体活動による BFM の低下は，脂肪細胞の大きさが閾値レベルに減じられるまでは，身体活動によるエネルギー消費量の増加に比例するであろう．つまり，身体活動による 1 週間のエネルギー消費量が大きければ大きいほど BFM の減少も大きい（図 3.19）．

しかし，身体活動による総エネルギー消費量が同じであっても，同じ BFM の減少が引き起こされるとは限らない．例えば，肥大した脂肪細胞をもつ肥満者は，脂肪細胞のサイズが正常で，多数の脂肪細胞をもつ肥満者より身体活動に対する応答で，より多くの BFM を低下させることが報告されている．一方，腸骨上部の脂肪細胞重量に及ぼす有酸素性運動（20 週間）の影響を研究した報告は，実験前に大きな脂肪細胞重量をもつ男性が平均 4.2 kg の BFM を低下させたのに対

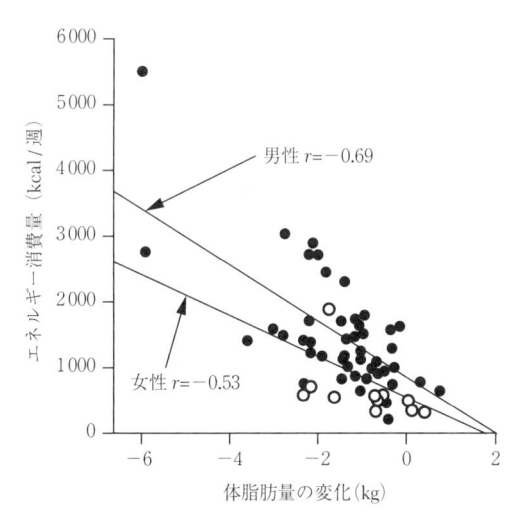

図 3.19 有酸素性運動による体脂肪量の変化と週当たりのエネルギー消費量の関係
（Ballor & Keesey, 1991 を著者修正）

第3章 人間環境と身体組成

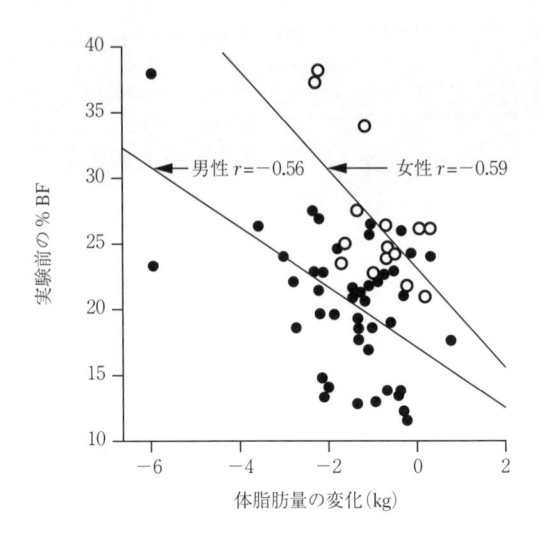

図 3.20 有酸素性運動による体脂肪量の変化と運動前の体脂肪率の関係
（Ballor & Keesey, 1991 を著者修正）

して，小さな脂肪細胞重量をもつ男性は，わずかに 0.7 kg の低下であったことを示した．しかし，女性では同様の結果が認められず，大きな脂肪細胞重量をもつ女性と小さな脂肪細胞をもつ女性の間では，身体活動による体重低下に有意な差が認められていない．このように性差はあるものの，あらかじめ高い体脂肪率（% BF）をもつ者は，低い % BF の者より身体活動によって多くの BFM を低下させるようである（図 3.20）．

　一般に男女とも，身体活動による最も大きな脂肪組織の減少は体幹領域に起こり，この部位の脂肪が優先的な低下を示す．加齢に伴い腹部の脂肪細胞に脂肪を貯蔵するようになるが，この脂肪は身体活動によって変化しやすい．定期的な運動を実施しない若者および高齢者と，定期的に運動を実施する若者および高齢者の BFM を比較すると，若者と高齢者とも定期的な運動の実施者のほうが少ない BFM を示すが，高齢者の運動実施者と非実施者では，その差が若者より大きい（図 3.21）．しかし，高齢者の身体活動による BFM の変化を % BF で表すと，高齢男女の % BF の変化に有意な性差はない．

　身体活動を実施した週数と BFM 変化量の間には密接な関係がなく，身体活動

3.3 身体活動と身体組成

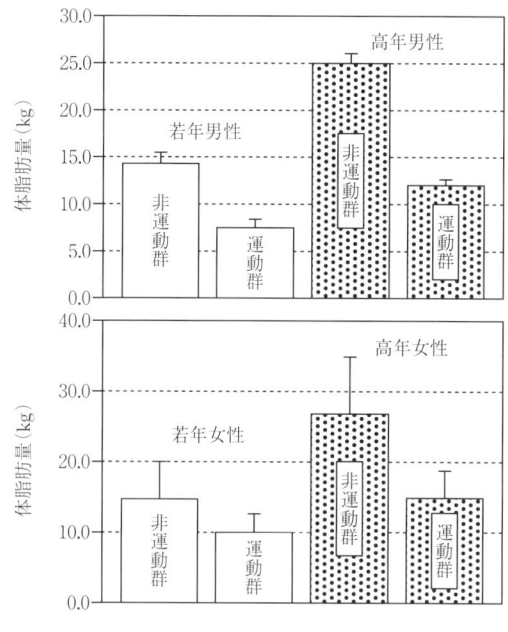

図 3.21 若年者と高年者の体脂肪量に及ぼす身体活動の影響
（Kohrtら, 1992を著者修正）

表 3.6 身体活動による体重，体脂肪量の変化に寄与する因子

変数	因子	R^2
体重（kg）	総エネルギー消費量	0.41
	総エネルギー消費量＋前の体重	0.55
体脂肪量（kg）	総エネルギー消費量/週	0.48
	総エネルギー消費量/週＋前の体脂肪率	0.67
体脂肪率（％）	総エネルギー消費量/週	0.51
	総エネルギー消費量/週＋前の体脂肪率	0.57

（Ballor & Keesey, 1991を著者修正）

によるBFMの変化量は初期には大きいが，その後の変化量は安定したままである．つまり，身体活動による体重やBFMの変化量には，身体活動による総エネルギー消費量や1週間当たりのエネルギー消費量の単独の影響よりは，それらと身体活動前の％BFレベルを組み合わせた因子のほうが大きく寄与する（表3.6）．

第3章 人間環境と身体組成

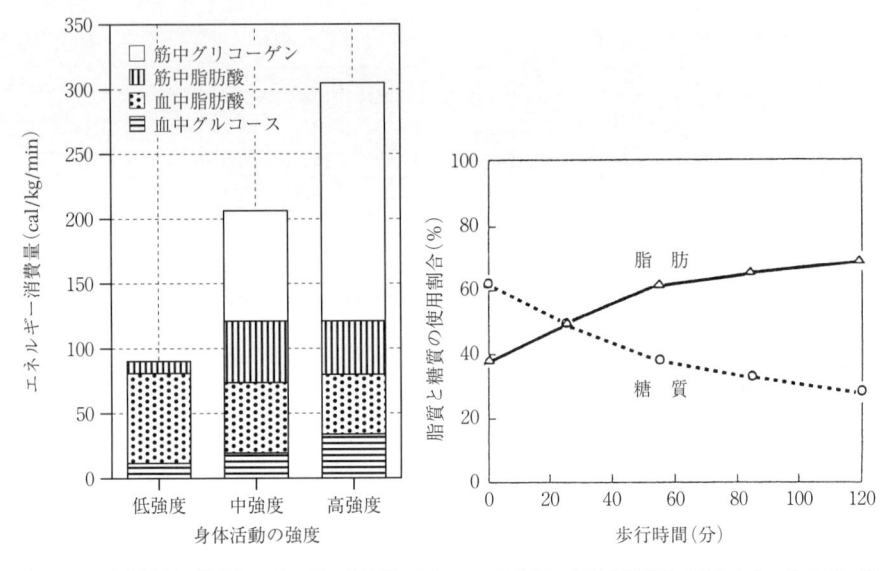

図 3.22 身体活動の強度とエネルギー供給源

図 3.23 長時間の有酸素性運動で使われるエネルギー源
(Fox, 1979を著者修正)

　身体活動時のエネルギー源は身体活動の強度によって，その寄与率が異なる（図3.22）．例えば，低い強度の身体活動では，血中脂肪酸が主要なエネルギー源である．この血中脂肪酸の利用は，身体活動の強度が高まるにつれて低下する．これに対して，筋中の脂肪酸の利用は，低い強度や高い強度の身体活動では低く，中程度の身体活動で最も多く利用される．また，低い強度の長時間の身体活動では，血中脂肪酸がエネルギー基質の大部分を占める．しかし，中程度の長時間身体活動（例えば，歩行運動）の初期では，筋グリコーゲンが主要なエネルギー源となるが，後半には血中脂肪酸が多く利用される（図3.23）．つまり，中程度の身体活動は，より多くの脂肪が酸化されるので，BFMの低下を促進することになる．

　有酸素性運動によるBFMの減少は，1週間の総エネルギー消費量と相関する．1週間の総エネルギー消費量は，身体活動の持続時間と頻度の関数であるため，身体活動の持続時間や頻度という変数がBFMの減少と関係するのは当然である．

（2）身体活動と除脂肪量

除脂肪量（LBM）は，水，骨，筋，結合組織，生命の維持に不可欠な器官などからなっている．通常，長期間で現れる有酸素性運動によるBFMの変化とは対照的に，LBMの変化はより短期間で現れる．身体活動による身体組成の変化に関する年齢差は，身体の局所では存在しないようであるが，LBMに及ぼす全体的な影響は若年成人より高齢者のほうが小さい．

有酸素性運動はLBMの適度な増加を引き起こすが，より大きなLBMの増加はウエイト・トレーニングで期待される．有酸素性運動の実施回数（週数）は，LBMの変化とは弱い負の相関を示し，ウエイト・トレーニングは，実施回数に関係なく一貫したLBMの増加を示す（図3.24の上図）．しかし，レジスタンス・トレーニングによるLBMの変化を長期間にわたって検討した研究はない．有酸素性運動によって消費した1週間のエネルギー（kcal）とLBMの変化量との回帰勾配は，男性に比べて女性のほうがやや高い（図3.24の下図）．しかし，たとえ1週間の有酸素性のエネルギー消費量が高いレベルにあっても，それがLBMの大きな増加に転換されるとは考えられない．したがって，このような性差は，男性に比べてトレーニング前の体力レベルが一般に女性で低いことを反映しているのであろう．

身体組成の身体活動による変化は，身体組成の推定法における妥当性に依存している．それぞれの推定法は，異なった身体の成分に焦点をあてている．したがって，

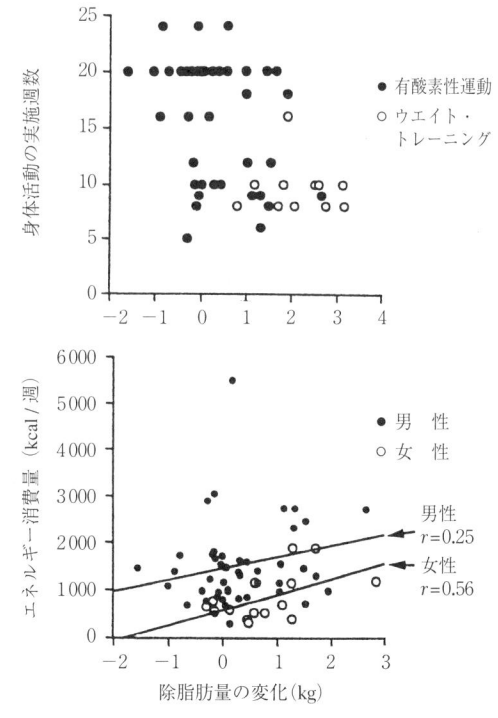

図3.24 除脂肪量の変化と身体活動の実施週数および1週当たりのエネルギー消費量との関係（Ballor & Keesey, 1991を著者修正）

第3章 人間環境と身体組成

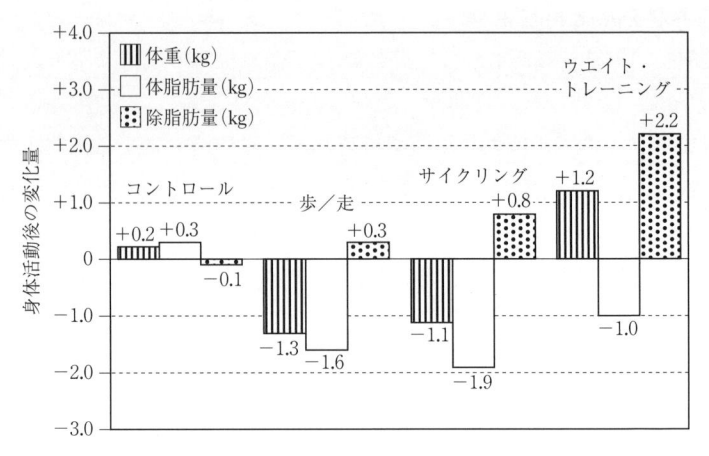

図3.25 各種身体活動後の身体組成の変化
（Ballor & Keesey, 1991を著者修正）

それぞれの成分が正確に測定されれば，身体組成の変化も正確に評価できる．

また，身体活動による身体組成の変化は長期間にわたって現れ，その変化が指数関数的であるため，短期間の研究では，結局プラトーに達した変化を考察することになる．一方，身体活動による身体組成の変化は種々の外的要因に影響されるため，かなり個人差も存在する．

このように，身体活動による身体組成の変化に関する評価は困難な課題である．しかし現段階で，次の点については共通した理解がなされている（図3.25）．有酸素性運動が体重を減少させ，それは主にBFMの減少によるものと考えられ，ウエイト・トレーニングではある程度のBFMの減少と大きなLBMの増加が期待できる．

第4章
日本人の身体組成

　2002年の世界推計人口は約62億6000万人であり,その約2.0％が日本人である.日本人は,類蒙古人種(モンゴロイド)に属し,からだが小太りであるという体格的特徴をもつとされている.一般に,アジアの成人はコーカシアンより身長が低いとされているが,日本人の身長は東南アジア系より高く,黄色人種のなかでは高いほうである.また,体重も白色人種のほうが大きく,黄色人種は軽い傾向にあるとされている.しかし,日本人の体重はマレーシア人に比べるとかなり重い平均体重を示す.つまり,日本人の体格は世界の人種のなかでほぼ中程度の範囲に入るといえる.一方,顔が平たく,顔やまぶたの皮下脂肪が厚いことなどとあわせて,胴長短足である日本人の体格的特徴は,寒冷環境に適応した特殊化であるという説が有力である.日本人の身体組成測定の歴史はそれほど古くない.日本では,1964年に「栄研式皮下脂肪厚計」が考案され,この皮下脂肪厚から身体密度を推定して体脂肪量を求める日本人用の予知式が開発されてから,身体組成の測定が活発に行われるようになった.

4.1　日本人のからだ

　身長・体重という形質がいかなるもので構成されているかを知ることは重要である.身長を構成する大きな要素は,骨格とその間に存在する軟骨と皮下組織であり,体重を構成する要素が身体組成(body composition)である.
　本章では,日本人の身体組成を体脂肪量(BFM)と除脂肪量(LBM)に二分する2成分モデルについて述べる.

第4章 日本人の身体組成

(1) 身長と体重の時代推移

直立姿勢をとるヒトの場合，下肢骨（大腿骨や脛骨）最大長が身長との間に高い相関を示し，この関係は古代人においても成立したとされている．古墳時代から明治時代初期までの関東地方における各時代の成人の右大腿骨最大長から推定した平均身長は，一般的に，縄文時代から弥生，古墳時代にかけて増加傾向を

表4.1 人骨（成人）の右大腿骨最大長からの平均推定身長の時代推移

時代	男性		女性	
	例数	平均推定身長	例数	平均推定身長
古墳時代	22	163.06 cm	9	151.53 cm
鎌倉時代	17	159.00 cm	5	144.90 cm
室町時代	26	156.81 cm	17	146.63 cm
江戸時代（前期）	51	155.09 cm	17	143.03 cm
江戸時代（後期）	60	156.49 cm	24	144.77 cm
明治時代（初期）	62	154.74 cm	51	144.87 cm

（平本，1981を著者修正）

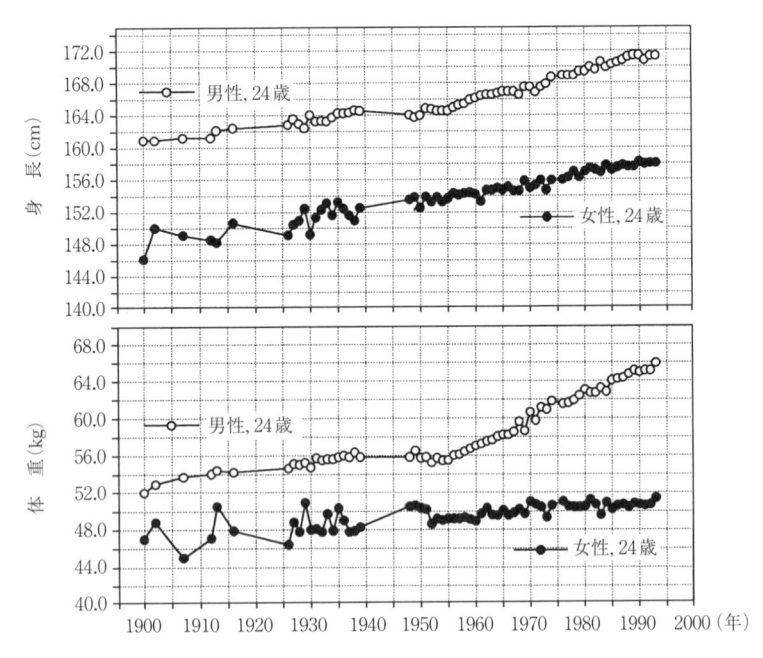

図4.1 24歳男女の1900年から1997年までの身長と体重の推移
（文部省，1997を著者修正）

示し，弥生あるいは古墳時代以降，鎌倉時代人，室町時代人，江戸時代人，明治時代人へと，身長は漸次減少する傾向を示す（表 4.1）．明治時代（1900 年）以降は，文部科学省による生体計測値が公表されており，身長，体重の大型化傾向が各年齢層で認められている．

終末身長に到達している 24 歳男女の 1900 〜 1997 年までの約 100 年間における男女の平均身長には，男性 10.6 cm，女性 12.7 cm の増加が認められる（図 4.1 の上図）．しかし，平均体重の変化では，男性が 13.6 kg の増加であったのに対して，女性は 3.3 kg と極めて少ない増加である（図 4.1 の下図）．このことには，男性の 1900 年からの 50 年間における平均体重の増加が 3.7 kg（女性は 3.3 kg 増）であったのに対して，1950 年以降の 47 年間では，9.9 kg（女性の変化は 0 kg）も増加を示したことが影響している．つまり，第二次世界大戦以降，日本人成人の体格が大型化したといわれる傾向は，女性より男性に顕著である．特に，男性の体重における大きな変化と女性の体重における小さな変化は，日本人の身体組成にも少なからず影響を及ぼしているものと考えられる．

(2) 身長と体重の年齢変化

日本人の身長と体重からみた体格は，世界の人種のなかでは中程度の範囲に入るが，黄色人種のなかでは身長も体重も大きいほうである．

日本人の 6 歳から 59 歳までの平均身長は，男性で 15 歳，女性で 13 歳までは急速に伸びるが，その後，ピーク値を示す 17 歳までの発育量は明らかに小さくなり，40 歳を過ぎる頃から加齢とともに平均身長は緩やかに低下する．

一方，平均体重は，男女とも 15 歳まで急速に伸び，男性では 23 歳くらいまで緩やかな増加を続けて，40 歳を過ぎる頃までは大きな変動を示さず，その後は年齢とともに漸減する．女性の平均体重は，15 歳から 17 歳まで緩やかな増加傾向を示すが，18 歳から 21 歳までの平均体重はむしろ減少し，その後は加齢とともに漸増する傾向にある．

(3) 日本人の身長と体重のバランス

からだの大きさは，身長だけあるいは体重だけではわかりにくい．体重（kg）を身長（m）の二乗で除して求める body mass index（BMI）は，身長の大きさ

第4章 日本人の身体組成

とは無相関の身体の大きさの指標であり,世界的に肥満の指標としてもよく使われている.

諸外国の報告でも,5歳から6歳の頃,BMIが最低値を示し,その後,思春期から成人期にかけて上昇するとされている.しかし,日本人女性では,17歳から21歳にかけてBMIが急激に低下する.男性では,このようなBMIの低下傾向がみられず,女性でも22歳以降は漸増傾向を示す(図4.2).このような青年期女性におけるBMIの断層的下降現象は,痩身スタイルに憧れた強い「痩せ志向」に基づいた意図的な体重調節(ウエイト・コントロール)の結果であると考

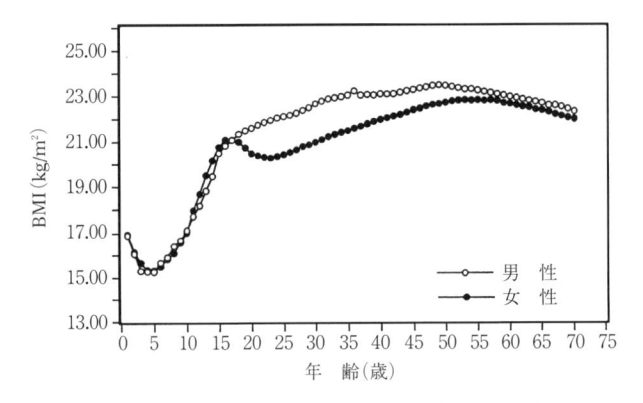

図4.2 ボディ・マス・インデックス(BMI)の年齢変化

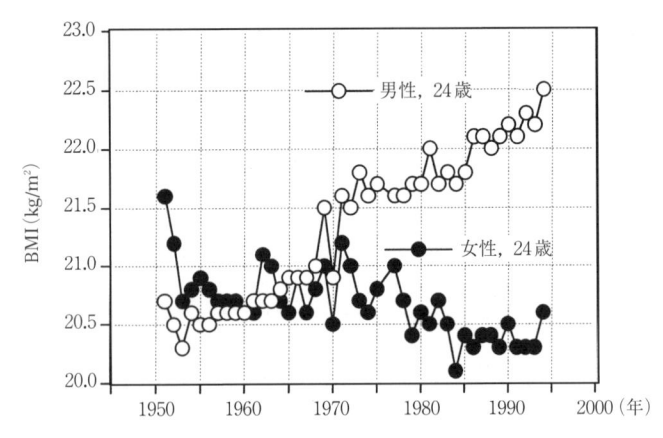

図4.3 24歳男女の1950年から1996年までのBMIの推移
(文部省,1997を著者修正)

えられる.このような現代日本人青年期女性のウエイト・コントロールが,身体組成にどのような影響を及ぼし,身体機能や健康障害とどうかかわっているかを検討することは極めて重要である.

1950～1996年までの24歳男女におけるBMIの推移は,1970年以後,男女とも小さな動揺はみられるものの,全体的に男性は急激な上昇傾向,女性では緩やかな低下傾向が認められる(図4.3).BMIの男女差は1970年以降顕著になっている.BMIの推移は,日本人の身体組成にどのように反映しているのであろうか.つまり,体重が年々増加してきた男性と減少してきた女性の身体組成には,どのような特徴がみられるのであろうか.このような点からも,現代日本人の身体組成を知ることは,身体機能の良否との関係から興味ある課題である.

4.2 日本人の体脂肪量

一般的な日本人男性の体脂肪率(％BF)は,アメリカ人に比べると明らかに低いが,その他のコーカソイド(白色人種)に比べると,大きな違いはない.日本人女性の％BFも諸外国の値とほとんど同様であり,人種による％BFの差は小さいとされる.しかし,二重光子吸収法(dual-photon absorptiometry：DPA)によって,18歳から94歳までの445人の白人(すべてヨーロッパ人)と242人のアジア人(93％は中国人)の身体組成を比較した報告では,アジア人は男女ともヨーロッパ人より％BFが高いとされている.欧米人を対象とした体脂肪量(BFM)に関する研究では,男女とも加齢に伴って体脂肪量が増加し,男性のBFMは女性のBFMより有意に少ないことを報告している.

(1) 体脂肪量と体脂肪率の年齢変化

10歳以下の日本人のBFMに関する資料は極めて少ない.重水希釈法(身体密度法や皮下脂肪厚法の値とは異なる)で測定した正常な日本人男性のBFMは,55歳のピーク値まで年齢とともに漸増していくが,その後は65歳まで減少して,65歳以降はやや増加する傾向にある.女性のBFMは,7歳頃から15歳頃まで急激に増加し,20歳代までは緩やかに減少する傾向にある.しかし,その後は男性と同様に55歳のピーク値まで増加を続け,60歳以降は緩やかに減少する

(図 4.4 の上図).

体脂肪率（％BF）では，10 歳前後に大きな性差がみられないだけで，その後は，全年齢で女性が高く，男性が低いという明らかな性差が認められる（図 4.4 の下図）．％BF とは体重に占める BFM の割合であるため，男性の％BF が女性より低いということは，後述する除脂肪量（LBM）が男性に多く，女性に少ないことを表している．％BF の年齢変化で特徴的なのは，10 歳から 15 歳前後にかけて，男性の％BF が急激に低下することである．これは，男性の思春期前期に，BFM の相対的減少と LBM の相対的増加という大きな身体組成変化が起こることを表している．また 50 歳以降では，男性の BFM と％BF が同様な年齢変化を示すのに対して，女性では BFM そのものは減少しているのに％BF が低下していないことも特徴的である．

欧米人における％BF の加齢変化と比較すると，日本人の％BF は極めて緩やかな増加傾向を示す．すなわち，欧米人男性の 20 歳代から 50 歳代までの増加率が，スペイン人 48.1％，アメリカ人 44.3％，デンマーク人 39.3％であるのに対

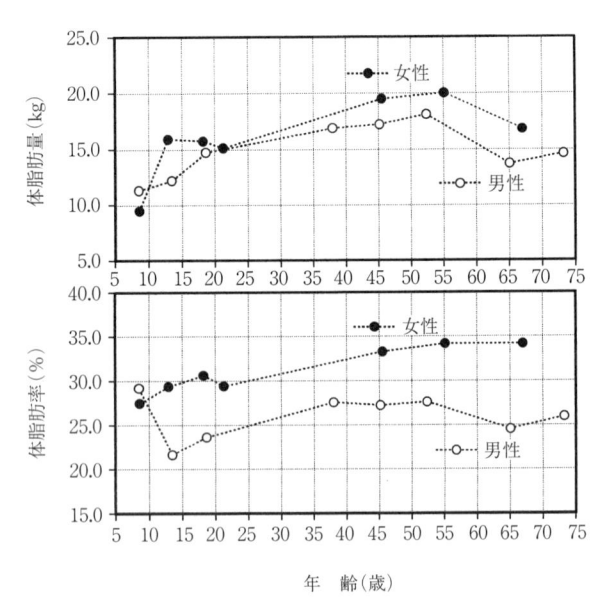

図 4.4 体脂肪量と体脂肪率の年齢変化

して，日本人男性ではわずかに 17.6 % である．このように，加齢に伴って % BF が急増する欧米人に対して，比較的加齢に伴う % BF の変化が小さいのが日本人男性の特徴である．一方，女性では欧米人と日本人の間にそれほど大きな違いはなく，20 歳代から 50 歳代までの % BF の増加率は，スペイン人 38.6 %，デンマーク人 22.0 %，アメリカ人 14.8 % であり，日本人女性は 19.0 % である．

（2）体脂肪分布の年齢変化

身体 14 部位の皮下脂肪厚を日本人の若年者（平均年齢 18 歳），中年者（平均年齢 45 歳）と高年者（平均年齢 65 歳）の三世代で比較すると，頬部から下腿部までの分布パターンには，男女とも世代間に大きな差はみられない．しかし，各部位とも若年者と高年者の値が近似しており，中年男女の皮下脂肪厚は体幹部を中心に極めて厚い（図 4.5）．ほとんどが中国人であるアジア人の皮下脂肪厚は，男女とも上腕前部，腹部，腰部，肩甲骨下部で白人よりも有意に厚く，女性では臍部もアジア人のほうが有意に厚い．一方，大腿部では白人のほうがアジア人より厚く，女性ではその差が顕著である．これらアジア人の皮下脂肪厚は，日本人の皮下脂肪厚とほとんど同じ値を示しているが，女性の胸部，腰部，肩甲骨下部では，日本人の皮下脂肪厚のほうが明らかに厚い．すなわち，日本人の皮下脂肪厚は，白人に比べて体幹部に多く，大腿部に少ないという特徴がある．

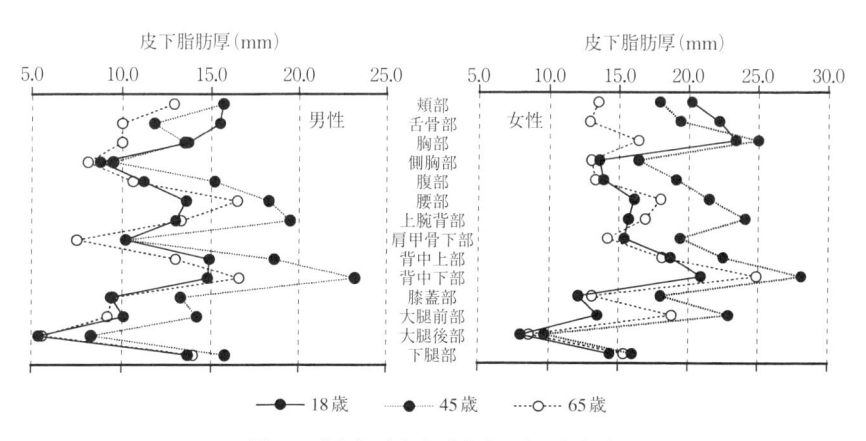

図 4.5 若年者，中年者，高年者の皮下脂肪厚

第4章 日本人の身体組成

皮下脂肪重量(subcutaneous fat mass:SFM)と体内深部脂肪重量(internal fat mass:IFM)から日本人男女の体脂肪分布の年齢変化(図4.6)をみると,SFMでは,幼児期を除いた全年齢で男性に比べて女性のほうが極めて多い.しかし,IFMでは,20歳までと60歳以降に男女差がみられないものの,20歳代から50歳代までは,男性のIFMが女性のそれに比べて明らかに多い.女性のSFMは15歳前後から20歳前後まで一時減少するが,その後は50歳代のピーク値まで増加を続け,60歳以降減少する.男性のSFMは,幼児期から30歳代まで,それほど大きな変動を示さず,40歳代,50歳代で増加し,その後は女性と同様に減少する.男性のIFMは,30歳代のピーク値まで,年齢とともに増加を続け,その後は緩やかな減少傾向にあるが,女性のIFMは全年齢を通して漸増傾向にある.

男女とも若年から中年にかけてBFMは増加するが,BFMに占めるSFMの割合が大きく増加し,男性で約4%,女性では約5%高くなる.中年から高年にかけて,男女ともBFMそのものはSFMの減少によって低下するが,IFMの相対的な割合は,男性で約8%,女性では約14%も上昇する(図4.7).日本人の

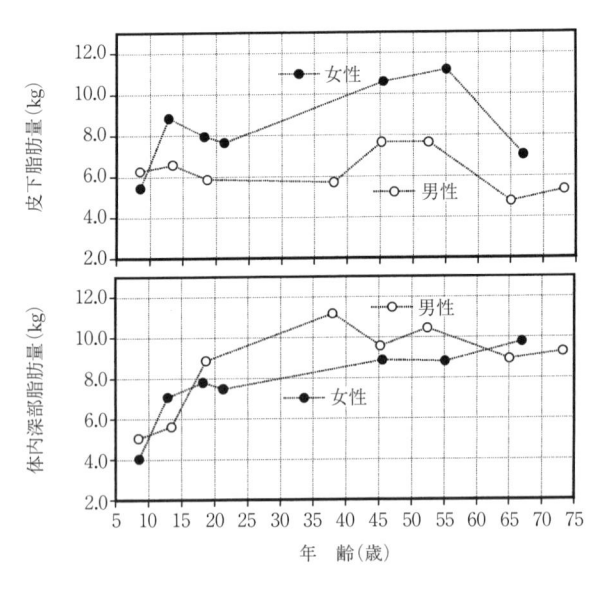

図4.6 皮下脂肪量と体内深部脂肪量の年齢変化

4.2 日本人の体脂肪量

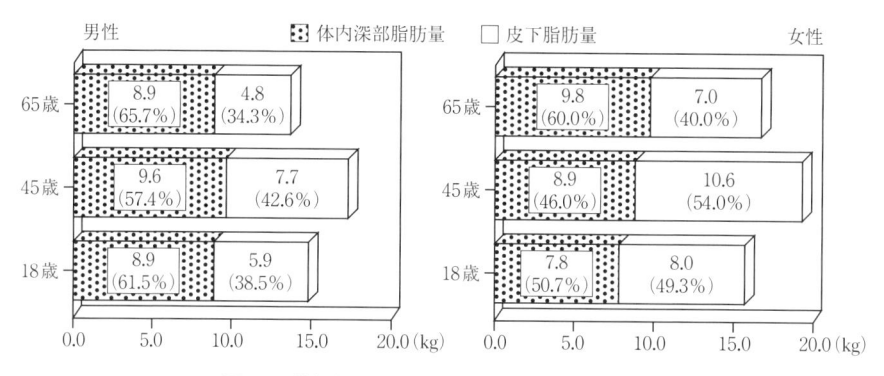

図 4.7 若年者, 中年者, 高年者の皮下脂肪量と体内深部脂肪量

SFM と IFM の分布に関する研究はまだ少ないが, 高齢者の IFM の比率が高いことは, 日常の身体活動量が加齢に伴って減少することの影響が少なくない.

近年, X線CT法（computerized tomography：CT）や MRI 法（magnetic resonance imaging：MRI）によって腹部の皮下脂肪や内臓脂肪（visceral fat：VS）の蓄積状態を断層画像として捉え, 体脂肪分布を検討している. しかし, これらの方法は高価な医療用機器が必要なため, 多くは臨床の場で行われている.

一方, ウエストとヒップの周径囲比（ウエスト/ヒップ比：WHR）は, 体脂肪分布を評価する指標のなかでも, 特に腹腔内に蓄積する VS を観察する方法として国際的にも利用されている. からだの形態的特徴を表す WHR が, 腹腔内に蓄積する VS を反映した指標として有効であることは, X線CT法を用いた研究によっても確認されている. 日本人男女の腹部内臓脂肪を反映している WHR は, 全年齢で男性のほうが女性より高く, 加齢変化では, 男女とも 40 歳代まで WHR は増大し, その後, 男性ではやや低下し, 女性ではほとんど変化しない（図 4.8）.

アメリカ人の WHR の年齢変化と日本人のそれを比較すると, 男性ではほぼ同様の年齢変化を示すとともに, WHR の値そのものも近似している. しかし, 日本人女性では, 欧米人に比べて WHR が高い. 例えば, 45 歳の日本人女性の平均 WHR は 0.87 であり, この値はアメリカ人女性の平均値より大きく, アメリカ人男性の値に匹敵している. 一方, イギリス人女性とインド人女性の WHR を比較すると, インド人のほうが有意に高い値を示す. また, これらインド人女性

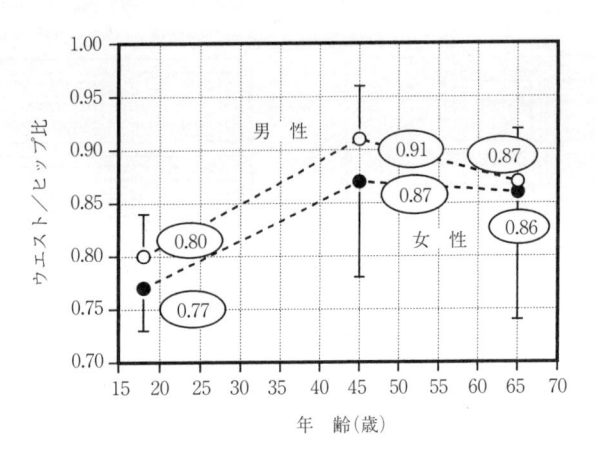

図 4.8 若年者，中年者，高年者のウエスト/ヒップ比

と年齢，BMI が同じである日本人女性は，さらに高い WHR を示す．日本人女性が白人女性やインド人女性に比べて臀部に脂肪が少なく，相対的に腹部に多くの脂肪をもっているからであろうと考える．

一方，体脂肪分布は，BFM に比べて遺伝の影響が大きいと考えられており，加えて人種間では脂肪組織の代謝にも差がある．したがって，これらが体脂肪分布のパターンに違いを生じさせている可能性が考えられる．また，体格や骨格の人種間での差も WHR の違いに関連している可能性がある．

4.3 日本人の除脂肪量

除脂肪量（LBM）という場合，体重から体脂肪量（BFM）を差し引いた重量を意味するが，厳密には骨髄，脳脊髄や内臓に蓄積している必須脂肪の一部を含む．LBM の構成比は，水約 73 %，蛋白質約 19 %，無機質約 7 %で，残りが必須脂肪（essential fat）であり，LBM の化学的組成はほぼ一定である．一方，LBM は筋量と密接な関係にあると考えられており，骨格筋が LBM の 48 〜 54 %を占めていることも明らかにされている．日本人の BFM は，身長と低い相関（男性 $r = 0.361$，女性 $r = 0.354$）しか示さないが，LBM は身長（男性 $r = 0.833$，女性 $r = 0.676$）や体重（男性 $r = 0.927$，女性 $r = 0.929$）とは高い相関関

4.3 日本人の除脂肪量

表4.2 身長，体重，身体組成間の相関

	身　長	体　重	体脂肪量	体脂肪率	除脂肪量
身　　長	—	0.724	0.361	−0.075	0.833
体　　重	0.556	—	0.824	0.408	0.927
体 脂 肪 量	0.354	0.924	—	0.833	0.558
体 脂 肪 率	0.157	0.690	0.893	—	0.047
除 脂 肪 量	0.676	0.929	0.717	0.395	—

係を示す（表4.2）．このように，LBMはボディ・サイズに比例するが，日本人成人の身長1 cm当りのLBMを諸外国と比較すると，白色人種よりも身長当りのLBMは小さな値を示す．これらのことから，日本人は身長当りのLBMが欧米人より小さく，身体機能に結びつく筋量が少ないことになる．

(1) 除脂肪量の年齢変化

LBMは，身体組成のなかでも活性レベルの高い組織であり，人体の生理機能との関連が強い組織である．したがって，その年齢変化を知ることは，ヒトの身体的能力や健康状態を評価するうえで重要である．アジア人と白人の身長当りの

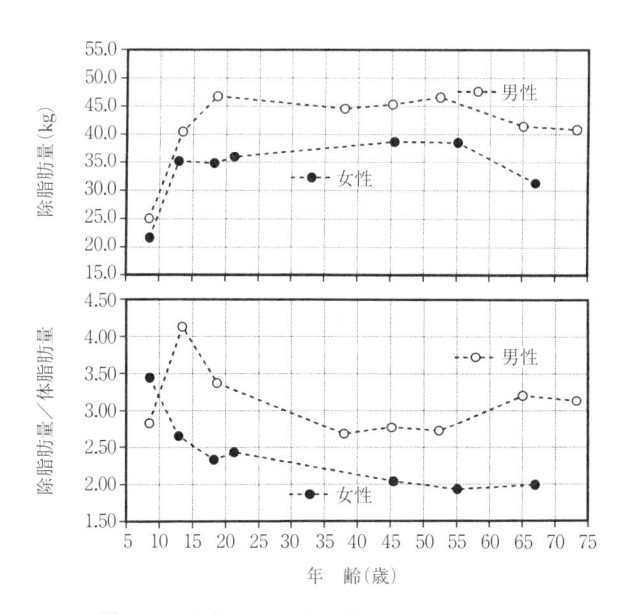

図4.9　除脂肪量と除脂肪量/体脂肪量比の年齢変化

LBMは，男女とも白人がアジア人より有意に高い値を示すが，その差は男性のほうが顕著である．

　LBMとLBM/BFM比の年齢変化は，幼児期から思春期前期までは大きな性差がみられない．しかし，15歳前後から20歳にかけて，男性ではLBMが急激に増大するのに対して，女性の同時期ではほとんど増加しないため，15歳以降の性差は極めて大きい（図4.9）．例えば，13歳のLBMにおける男女比は約1.15：1であるが，18歳の男女比は1.34：1に増大し，この時期の体重比1.21：1や身長比1.07：1に比べて非常に大きい．成人期のLBMは，男女とも50歳までほとんど大きな変化なく推移し，60歳以降の高年期に減少する．LBMのピーク値から60歳代にかけての減少率は，日本人男性16.0％，デンマーク人男性13.6％，スペイン人男性13.0％，アメリカ人男性14.6％であり，ほぼ同様の減少率を示す．

　LBM/BFM比は，LBMとBFMの相対比である．男性では，幼児期から思春期前期にLBMの相対比が急上昇し，その後，50歳代までは徐々に低下して，高齢期に再び緩やかな上昇傾向を示す．これに対して女性では，幼児期から20歳前後まで，LBMの相対比が急激に低下して脂肪蓄積の促進を示し，その後も高齢期までLBMの相対比は緩やかに低下し続ける．このことは，日本人のLBMが20歳以降60歳くらいまで，量自体は維持されるものの，相対的にはBFMの割合が徐々に増大していることを示している．60歳以降では，男女ともLBMが減少する．高齢者の身体組成で％BFが増加していることは，老化の一般的特徴であり，生体の生理機能と代謝に影響を与えているが，LBMの減少は実質細胞（臓器の機能維持に主役を演じている細胞）の減少を意味しており，重要臓器の重量を減少させることになる．

（2）除脂肪量と体脂肪量の関係

　同年齢，同性の個人間では，体脂肪量がLBMより大きな変動を示す．また，成人期以降のLBMの変動は，BFMの変化に比べればはるかに小さい．体重はLBMとBFMによって構成されているが，BFMが莫大に増加できるのに対して，身長の増加には限界があるように，LBMの増加にも限界がある．したがって，一般健康人における体重変動のほとんどはBFMの変動と考えられる．

4.3 日本人の除脂肪量

　LBM は BFM に比べて身長や体重との相関関係が強く，BFM は身長との相関が弱い．LBM と BFM の関係は曲線関係を示す（図 4.10）．一方，LBM と％BF の関係は，女性で $r=0.395$ を示すが，男性では無相関である．LBM/BFM 比と％BF の関係も曲線関係を示し，％BF が高くなればなるほど，LBM の相対比は低下する（図 4.11）．この関係で，男女の肥満判定基準（男性％BF＝20，女性％BF＝30）に該当する LBM/BFM 比は，男性で 3.96，女性で 2.30 である．

　最後に，日本人 7 歳から 77 歳までの身体組成（体重，LBM，BFM，IFM，SFM）における年齢変化を示す（図 4.12）．ただし，これらの値はすべて重水希釈法による体水分法で求めたものである．

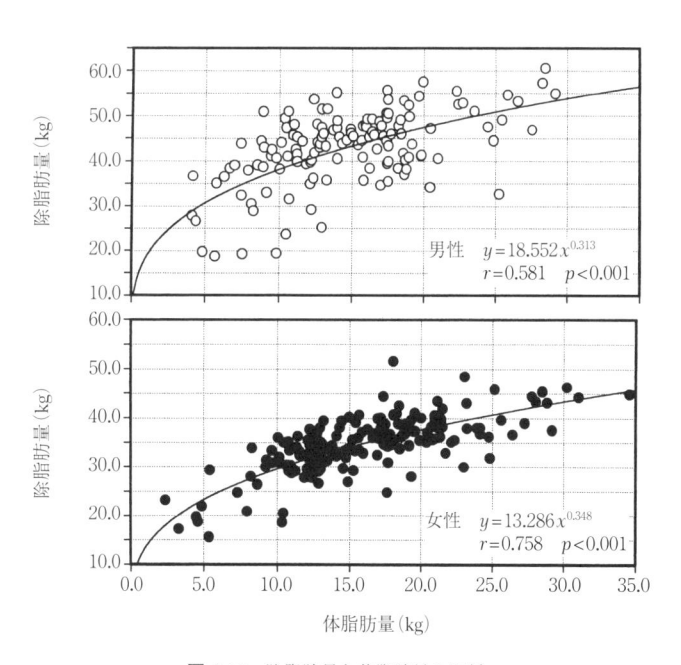

男性　$y=18.552x^{0.313}$
　　　$r=0.581$　$p<0.001$

女性　$y=13.286x^{0.348}$
　　　$r=0.758$　$p<0.001$

図 4.10　除脂肪量と体脂肪量の関係

第4章　日本人の身体組成

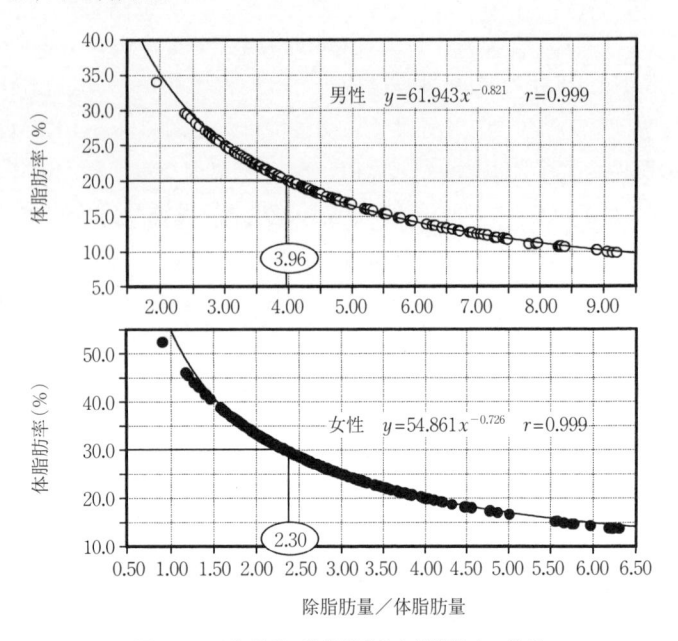

図 4.11　除脂肪量／体脂肪量比と体脂肪率の関係

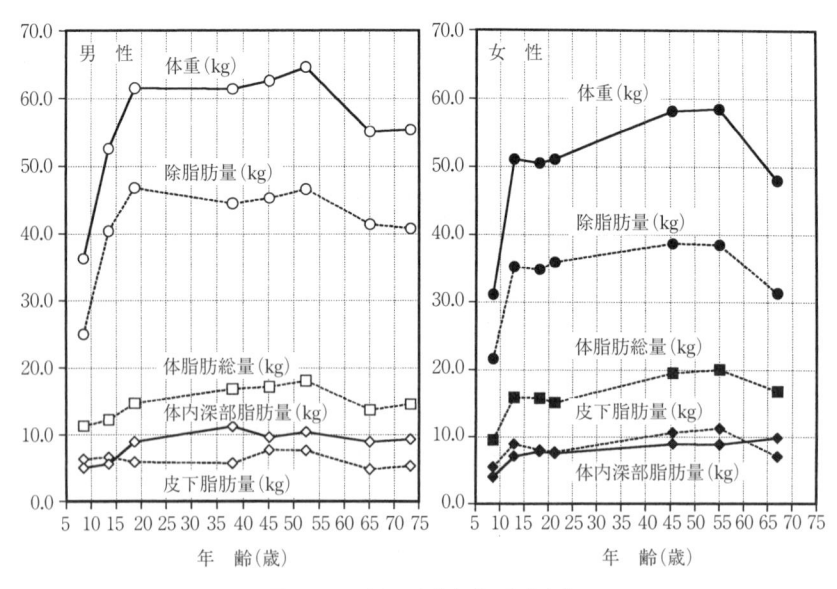

男性　$y=61.943x^{-0.821}$　$r=0.999$

女性　$y=54.861x^{-0.726}$　$r=0.999$

図 4.12　日本人の身体組成の年齢変化

第5章
肥満と身体組成

　肥満とは，体脂肪量（BFM）が正常範囲を超えて著しく増加した状態である．ヒトの肥満には，原因論的に相対的過食による原発性肥満（単純性肥満，simple obesity）と，肥満をもたらす基礎疾患がある二次性肥満（症候性肥満，symptomatic obesity）がある（表5.1）．

　肥満は英語で"obesity"というが，この語は"obesus"というラテン語からきており，eat away（腹一杯食べる）を意味している．また，英語の"adiposity（脂肪過多）"は，ラテン語の"adips"やギリシャ語の"aleipha"に由来しており，固まった脂肪であるfatを意味している．すなわち，肥満とは，単に体重が重いこと（overweight）ではなく，体脂肪が過剰に蓄積した状態と定義される．

　からだに脂肪を蓄積させる能力を系統発生的にみると，節足動物からであるが，その能力が最も発達するのは鳥類や哺乳類である．体脂肪の蓄積は，予備としてのエネルギーを体内に保有することであり，そのほかにも保温や臓器・組織を機械的な傷害から守るという重要な役割をもっている．つまり，体脂肪の蓄積は，一面では合目的的な生理現象であるともみなされる．

　自然状態にある野生動物には太りすぎがみられない．それは，食物を摂取するためのエネルギー消費が高く，エネルギー摂取とのバランスがとれているからであろう．しかし，家畜や実

表5.1　肥満の分類

Ⅰ. 原発性肥満（単純性肥満）
Ⅱ. 二次性肥満（症候性肥満）
　1. 内分泌性肥満
　　甲状腺機能低下症－粘液水腫
　　偽性副甲状腺機能低下症
　　インスリノーマ
　　Cushing症候群
　　Stein-Leventhal症候群
　　性腺機能低下症
　2. 遺伝性肥満（先天異常症候群）
　　Bardet-Biedl症候群
　　Prader-Willi症候群
　3. 視床下部性肥満
　　視床下部性腫瘍
　　empty sella症候群
　　Frohlich症候群

第5章 肥満と身体組成

験動物のように，飼育という食物摂取にほとんどエネルギーが不要な条件下にいる動物では，肥満の可能性が生じる．

人類の歴史は飢餓との闘いであった．十分な食糧を確保することが困難な環境では，少ないエネルギーで生存でき，また少しでも余剰のエネルギーができると，それを体内に効率よく蓄えることが個体の生存を有利にした．人体は，食事によってブドウ糖（グルコース）を取り込み，肝臓や筋でそれをグリコーゲンに転換し，エネルギー物質として蓄える．しかし，グリコーゲンは水溶性であり貯蔵量が限られるので，慢性的な飢餓状態におけるエネルギー源としては適切でない．長期にわたる不安定な環境では，余剰のエネルギーを脂肪に変えて貯蔵するほうが効率的である．このような自然淘汰の結果，ヒトには，次の飢餓に備えて脂肪を蓄えるための機能が備わるようになったと考えられる．

Neel, J. V.（1962年）によって提唱された「エネルギー倹約遺伝子」という概念は，「食物の供給が不安定な厳しい自然環境のなかで生きる動物には，余剰のエネルギーを効率よく蓄えて，生存する可能性を最大にする働きをもつ遺伝子の一群が存在する」という仮説である．

この仮説は，ピマ・インディアンに起こった変異によって説明できる．アメリカ・アリゾナのピマ・インディアンは，成人の90％が肥満か過体重である．ピマ・インディアンの伝統的な食品は植物性のもので，肉食をほとんどせず，脂肪の摂取量は摂取する総カロリーの15～20％であった．このような伝統的な食生活で，アリゾナのピマ・インディアンは何世代にもわたって生活してきた．しかし，1970年代までにアメリカ政府の補償政策によって，ピマ・インディアンの生活はエネルギー消費量の少ない生活様式に変化し，食生活も高カロリー・高脂肪食に変わった．その結果，ピマ・インディアンの大多数が肥満したのである．ところが，同じ種族であるメキシコのピマ・インディアンには，このような変異が起こっていない．アリゾナのピマ・インディアンも肥満を引き起こす遺伝的な素因はもっていたはずだが，以前の伝統的な生活様式は肥満を引き起こす原因にならなかった．しかし，高脂肪食の食生活や運動不足などの環境因子が加わって，ピマ・インディアンに肥満が多発したのである．

このようにヒトにとって，かつて厳しい環境を生き抜くために必要であった「エネルギー倹約遺伝子」が飽食の時代を迎えた現代人にとって，肥満をもたら

す結果になったのであろう．

　ヒトの肥満，すなわち BFM の過剰蓄積は，エネルギーの摂取と消費を維持する恒常的メカニズムの破綻であるプラスのエネルギー・バランス（エネルギー摂取量＞エネルギー消費量），つまり相対的過食状態によって起こる．この理論は，200 年以上も前に Lavoisier と Laplace により提唱されている．

　最近，脂肪の分解やエネルギー産生に関与する β_3-アドレナリン受容体遺伝子，食欲を抑制し，エネルギー消費を増大する肥満遺伝子産物（レプチン，第 7 章参照）や血中の脂肪を取り込みやすくする Gastric Inhibitory Polypeptide（GIP）などの情報が提供されている．ここでは，これらについても触れる．

5.1　肥満の社会的背景

　肥満に関する資料では，意外に早い時期から高度に肥満した人が現れている（図 5.1）．おそらく，ヒトの肥満は，食物を生産するようになり，食物の分配供給システムと生産・製造が可能になった時点，つまり，野生動物が飼育条件下に

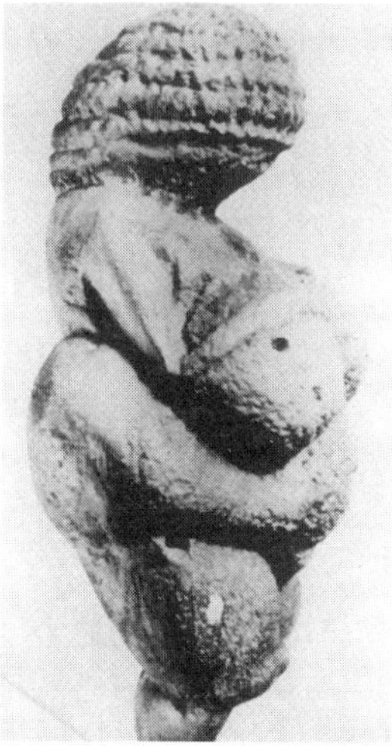

図 5.1　2～3 万年前のオーストリア・ビレンドルフ遺跡から発見された肥満女性の石像

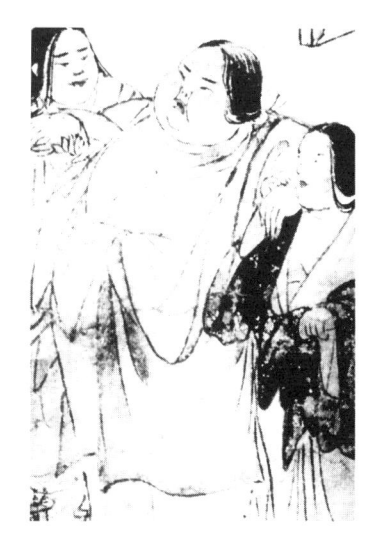

図 5.2　「病草紙」にある平安時代の肥満女性

第5章 肥満と身体組成

おかれたときと同様の時点から可能性が生じたと考えられる．わが国でも，12世紀後半，高度に肥満した貴族が描かれている（図5.2）．現代がそうであるように，どの時代であっても，肥満が登場する背景には共通点がある．それは，必要とする食糧が常に手に入るという状況である．

2000年3月の報告によると，この20年間で世界中の肥満傾向者は急増し11億人に達している．わが国でも，1998年の15歳以上の男性で1300万人，女性で1000万人が肥満と推定され，30歳代の男性の3人に1人，40～50歳代の男性は4割近くが肥満傾向にある．特に男性の肥満傾向者の割合は，1979～1998年までの約20年間で若年者において著しく増加している（図5.3）．一方，女性ではほぼ横ばい状態である．

このような肥満者増加の状況はどの先進国でもほぼ同様である．肥満の問題が

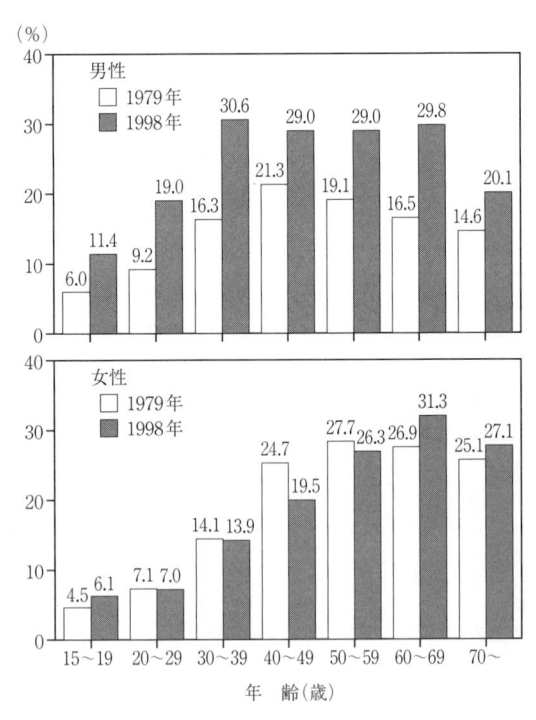

図5.3 肥満者（BMI≧25.0）の割合の変化
（健康・栄養情報研究会，2000を著者修正）

5.1 肥満の社会的背景

深刻化している国々の状況は，以下のとおりである．

アメリカ —— 成人の 60 % が肥満かやや肥満で，1980 年からの 20 年間で，肥満かやや肥満の子どもが 50 % も増加

イギリス —— 1980 年には，肥満者の割合が男性 6 %，女性 8 % であったのが，1994 年には，男性 15.0 %，女性 16.5 % に増加

カナダ —— 1978 年と 1992 年を比較すると，男性肥満者は 6.8 % から 12.0 % へ，女性肥満者は 9.6 % から 14.0 % へと急増

ブラジル —— 1976 年における肥満者の割合が男性 3.1 %，女性 8.2 % であったものが，1989 年には，男性 5.9 %，女性 13.3 % に増加

オーストラリア —— 1980 年に男性 9.3 %，女性 8.0 % が肥満であったが，1989 年には，男性 11.5 %，女性 13.2 % に増加

西サモア —— 1978 年の肥満者の割合が男性 38.8 %，女性 59.1 % であったが，1991 年には，男性 58.4 %，女性 76.8 % に増加

モーリシャス —— 1987 年における肥満者の割合が男性 3.2 %，女性 10.4 % であったものが，1992 年には，男性 5.3 %，女性 15.2 % に増加

タ　イ —— 1985 年に男性 2.2 %，女性 3.0 % が肥満であったが，1991 年には，男性 3.0 %，女性 3.8 % に増加

中　国 —— 1992 年の調査で，都市部の肥満者の割合が男性 20.8 %，女性 25.1 %

しかし，肥満の発症は，大食でエネルギー摂取量が多いからといって，必ず BFM が過剰に蓄積するとは限らない（図 5.4）．肥満の究極の成因は，エネルギー摂取量がエネルギー消費量を上まわる相対的な過食状態であるが，このエネルギー・バランスには，先述したように遺伝的，環境的，社会的，人種的な諸要因

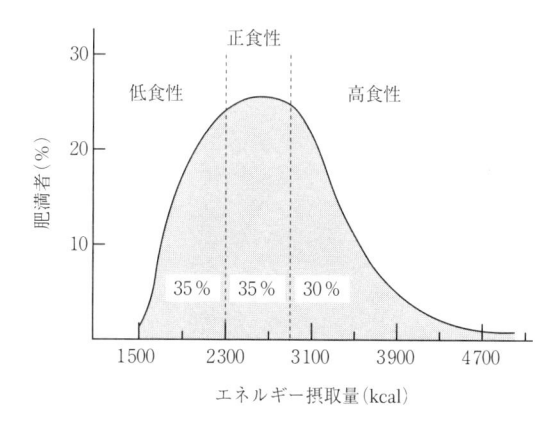

図 5.4　肥満者の日常エネルギー摂取量
（大野・池田，1983 を著者修正）

が影響している．

このような観点から，肥満は栄養学的な疾病であり，過剰な蓄積脂肪は，糖尿病，高脂血症，高尿酸血症などの代謝異常や高血圧，虚血性心疾患，心機能障害などの循環器系疾患をはじめ多くの疾病を伴いやすいこともよく知られている．ここでは，肥満者の身体組成に関して，体脂肪の蓄積，肥満の判定や肥満の合併症との関係について述べる．

5.2 体脂肪の蓄積

プラスのエネルギー・バランス（相対的過食状態）で生じた余剰のエネルギーは，先述したように，脂肪（中性脂肪, triglyceride : TG）に変換されて脂肪細胞（fat cell）に貯蔵される．脂肪細胞の集合体が脂肪組織（adipose tissue）であり，脂肪組織量の異常増加が肥満である．

人体は，二つの方法で脂肪組織量を増やす．

第一は，多量の TG による脂肪細胞の拡大と充填であり，これは脂肪細胞の肥大（fat cell hypertrophy）である．ヒトの成人における脂肪細胞は，大部分が白色脂肪細胞（褐色脂肪細胞は後述）である．この脂肪細胞は，大きな脂肪滴で満たされた単胞性脂肪細胞で，脂肪含量は細胞の 95％ 以上を占めており（図5.5），脂肪組織における TG 蓄積の大部分が脂肪細胞のなかで行われる．

第二は，脂肪細胞数（fat cell number）の総数の増加によるもので，脂肪細胞の過形成（fat cell hyperplasia）である．非肥満者の1個の脂肪細胞のサイズは直径10 μm から 200 μm の範囲にあり，1個の細胞に平均 0.5 μg の TG を含むとされている．しかし，1個の細胞が含有できる脂肪量には，約 1.2 μg という上限がある．

脂肪細胞の総数は，成人の非肥満者で約

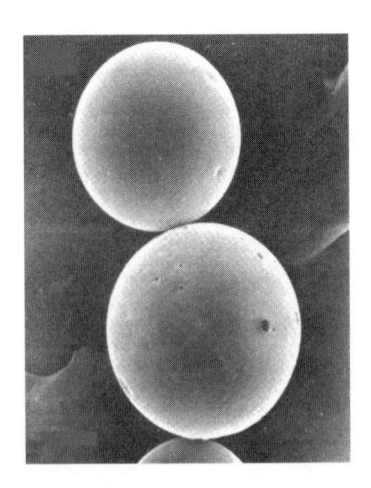

図 5.5 脂肪滴の走査電子顕微鏡写真
（奥田，1984）

300億個,中度肥満者で約1 000億個,高度肥満者で約3 000億個とされている(図5.6).肥満者の総体脂肪量と脂肪細胞の平均サイズとの間には相関がなく,総体脂肪量は脂肪細胞数との間に強い正の相関がある(図5.7).したがって,もし正常脂肪細胞のサイズが倍になることができても,このことが肥満者と非肥満者の脂肪量の大きな差を生じさせるとは考えにくい.つまり,高度肥満者における脂肪組織の過剰な量は,脂肪細胞の過形成によって生じるはずである.

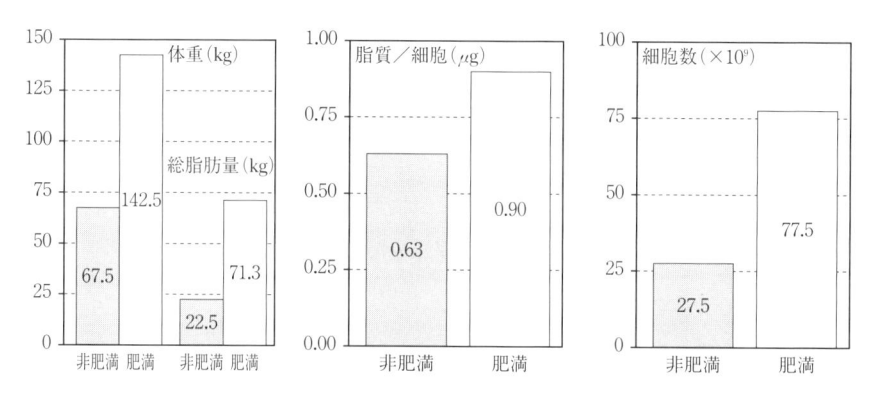

図 5.6 非肥満者と肥満者の体重,総体脂肪量,脂肪細胞数,脂肪細胞のサイズの比較 (Katch & McArdle, 1993を著者修正)

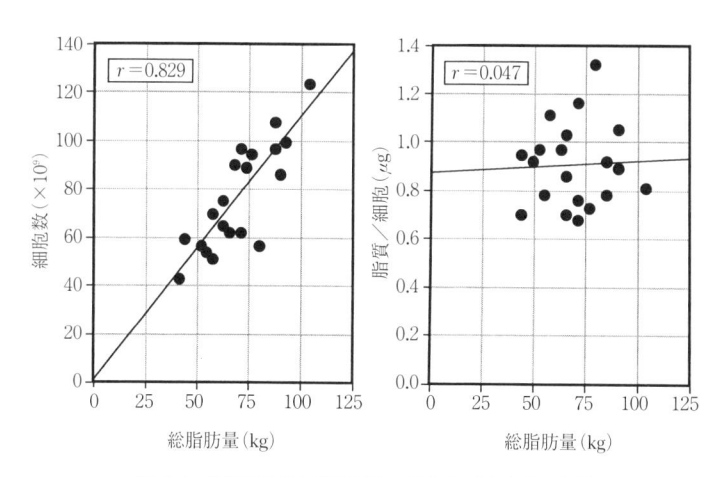

図 5.7 総体脂肪量と脂肪細胞の数およびサイズの関係 (Katch & McArdle, 1993を著者修正)

第5章 肥満と身体組成

　一般に，成人肥満の場合，脂肪含量の増加に伴って細胞は肥大するが，脂肪細胞数の増加は少ない．しかし，脂肪細胞には臨界容量（大きさの上限）があるため，脂肪含量が平均 1.2 μg/細胞に達すると細胞数の増加が起こる．すなわち，高度肥満者では，細胞の肥大と細胞数の増加の両方が認められる．

（1）脂肪細胞における脂肪の合成と分解

　脂肪組織は，全身のいたるところに分布しており，脂肪組織には TG が多量に貯蔵されている．貯蔵されている TG の全量がほぼ一定であっても，TG は絶えず合成され，同時に分解されている．

　脂肪組織には血管や神経（交感神経）が分布しており，この血管を通して，脂肪合成の材料や脂肪細胞の代謝を調節するホルモン（脂肪合成促進：インスリン，脂肪分解促進：カテコラミン，副腎皮質刺激ホルモン，グルカゴン，成長ホルモン）などが運ばれてくる．また，脂肪の分解産物である脂肪酸やグリセロールが血管を通って運ばれる．

　脂肪細胞は，少なくとも一つの毛細血管と接し活発な代謝を営んでいる．脂肪組織内毛細血管内皮に分布するリポ蛋白リパーゼ（lipoprotein lipase：LPL）は，血中のカイロミクロン（chylomicron，99％が TG で $d < 0.94\,\mathrm{g/cm^3}$）や超低比重リポ蛋白（very low-density lipoproteins：VLDL，$d < 1.006\,\mathrm{g/cm^3}$）の脂肪部分を脂肪酸（fatty acid）とグリセロール（glycerol）に分解する．ここで生じた脂肪酸の大部分は脂肪細胞に取り込まれる．脂肪細胞は，脂肪酸を脂肪酸活性化酵素（長鎖アシル CoA 合成酵素）の働きでアシル CoA（acyl coenzyme A）に変える．

　一方，血中のグルコース（glucose）は，インスリン（insulin）の働きで，そのまま脂肪細胞内に取り込まれ，解糖反応によって α-グリセロリン酸（glycerophosphate）に変えられる．脂肪細胞内で生じたアシル CoA とグルコースの解糖反応で生じた α-グリセロリン酸との反応で脂肪が合成される（図5.8）．

　最近，十二指腸から出るホルモン GIP（gastric inhibitory polypeptide，胃機能抑制ペプチド）が脂肪細胞の表面にある GIP 受容体と結合すると，血中の TG を取り込みやすくする酵素が出ることが明らかにされた．これに関する一連の実験は，GIP 受容体のないマウスに高脂肪食を与えると，直後から普通のマウスよ

5.2 体脂肪の蓄積

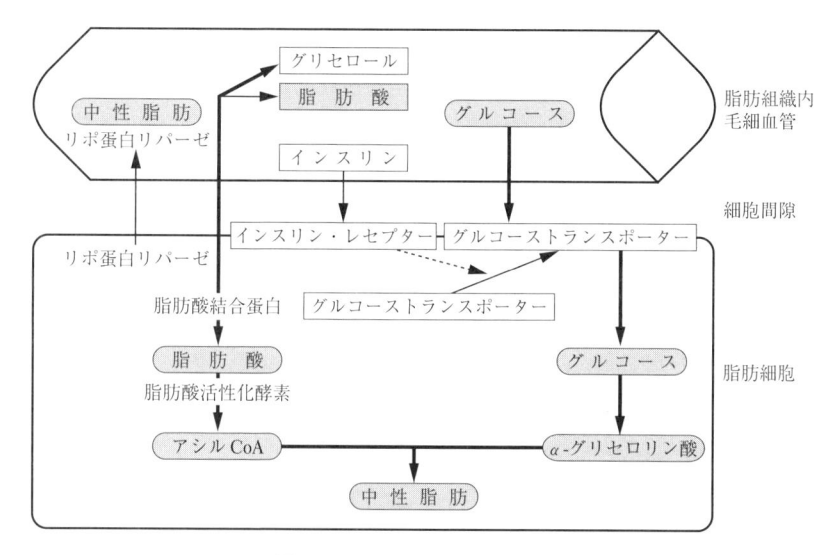

図 5.8 脂肪組織における脂肪合成

り多くの脂肪を消費することを認めている．つまり，これらの結果は，GIP の働きを抑えれば，脂肪の蓄積が抑えられるであろうことを示している．また，ごく最近，脂肪細胞から分泌されるアディポネクチンをマウスに投与すると，脂肪酸の燃焼に関わる AMP キナーゼという酵素が活性化され，筋中や肝臓の脂肪酸の燃焼が促進されるという報告もなされた．

多量の TG を蓄えるのは白色脂肪細胞（white fat）であるが，哺乳類には形も働きも違うもう一つの褐色脂肪細胞（brown fat）がある．褐色脂肪細胞はヒトに少なく，新生児で約 100 g 程度，成人では約 40 g 程度とされているが，同定することはできない．

褐色脂肪細胞には小さな脂肪滴が多数散在する．白色脂肪細胞も褐色脂肪細胞も，交感神経から放出されるノルアドレナリン（noradrenaline：NA）が細胞膜上の β-レセプター（β-AR）に結合すると，脂肪の分解が進む．白色脂肪細胞では，TG は分解されて血中に遊離脂肪酸（free fatty acid：FFA）として放出され（図 5.9），ATP（adenosine triphosphate：アデノシン三リン酸）の合成に使われ熱となる．しかし，褐色脂肪細胞では，脂肪酸（FA）に分解されたものが褐色脂肪細胞にだけある脱共役蛋白質（uncoupling protein：UCP）という特殊な分

第5章 肥満と身体組成

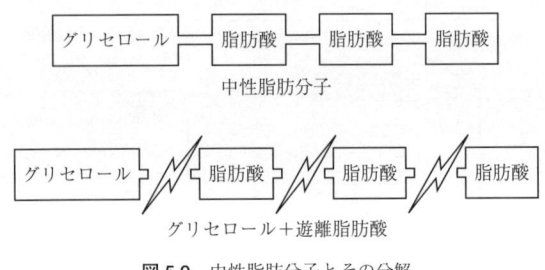

図 5.9 中性脂肪分子とその分解

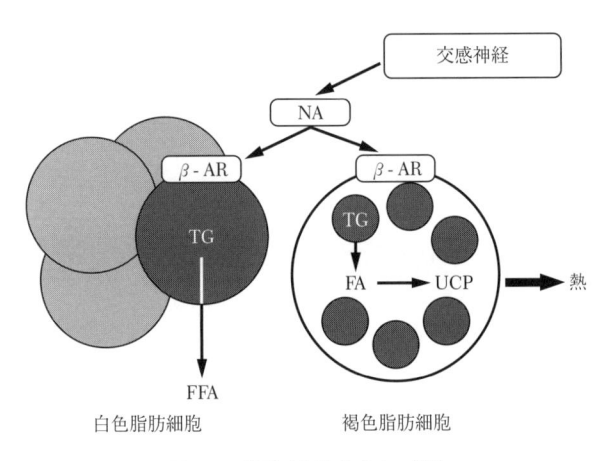

図 5.10 脂肪分解と熱産生の促進

子によって，細胞内で熱となり放出される（図5.10）．

　最近，エネルギー消費に関係するエネルギー倹約遺伝子の一つが発見された．それが β_3-アドレナリン受容体遺伝子である．β_3-アドレナリン受容体は，前述のように脂肪細胞などに存在し，脂肪分解や熱産生などの制御作用をもっている．この β_3-アドレナリン受容体遺伝子に変異（190番目の塩基配列がチミンからシトシンに，つまり64番目のアミノ酸がトリプトファンからアルギニンになった遺伝子変異）があると，エネルギー消費量が少なくなる．この遺伝子変異によって，エネルギー消費量が少なくなると，同じカロリーを摂取しても太りやすくなり，肥満になりやすい体質をもたらすのである．先に紹介したアリゾナのピマ・インディアンには，β_3-アドレナリン受容体遺伝子変異が高率に認められており，日本人も30数%がこの変異をもつといわれている．

5.2 体脂肪の蓄積

(2) 脂肪細胞のサイズと数および体脂肪分布による肥満のタイプ

体脂肪量（BFM）の過剰蓄積が肥満である．貯蔵脂肪量を決定する要因としては，脂肪細胞数と個々の細胞の脂肪含量（細胞の大きさに比例する）の二つが考えられる．つまり，肥満者の脂肪組織の形態特性（cellularity）には，脂肪細胞数の増加か大きさの増大のいずれか，あるいはこの両者が関与している．

個々の脂肪細胞の大きさは，ある程度の肥満までは大きくなるが，1個の細胞の大きさには限界があるため，肥満度がそれ以上高くなっても，脂肪細胞の大きさはそれほど大きくならない（図5.11の下図）．しかし，脂肪細胞の数は，肥満度が高くなればなるほど増加する（図5.11の上図）．肥満者の脂肪組織が脂肪細胞の大きさと数という2要因のどちらが関与して増加しているかは，肥満のタイプによって異なる．

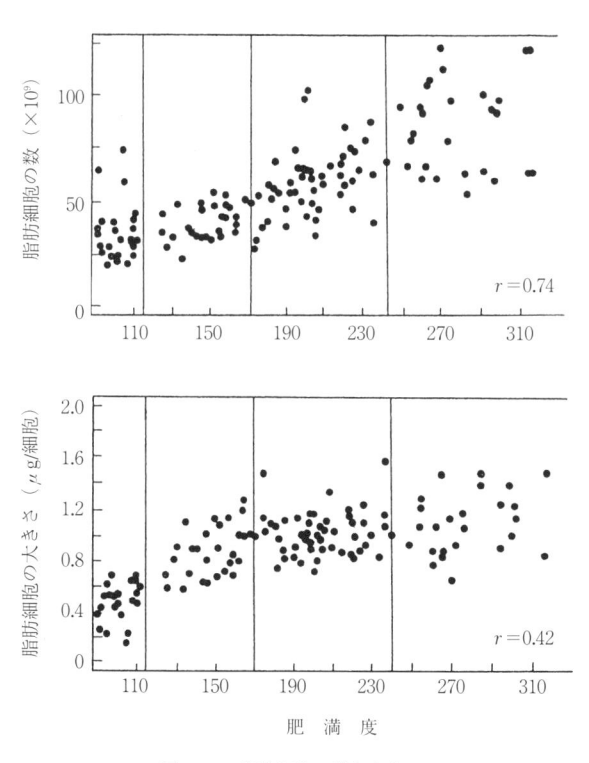

図 5.11　脂肪細胞の数と大きさ
（片岡，1982を著者修正）

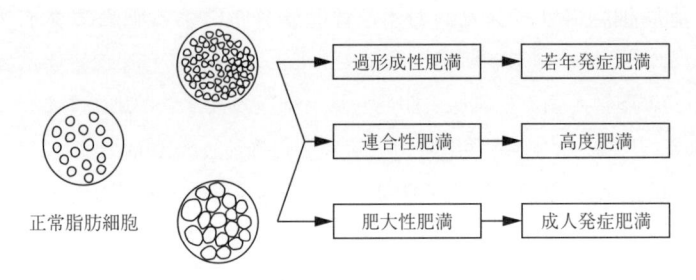

第5章 肥満と身体組成

図 5.12 脂肪細胞の形態と肥満のタイプ
（大野・池田，1983を著者修正）

　脂肪細胞数が過剰（一般に $5 \sim 15 \times 10^9$ 個）で，個々の細胞の大きさが正常であるタイプは過形成性肥満（hyperplastic type obesity）である．この肥満は，発症が幼少期で，一般に高インスリン血症などは認められないが，治療には強く抵抗する．それは，一度増加した脂肪細胞数を減少させることが困難なためである．

　肥大性肥満（hypertrophic type obesity）は，脂肪細胞のみが大きく（一般に直径 $100 \sim 150\ \mu m$，TG含量 $0.8 \sim 1.6\ \mu g$），数は正常である．この肥満発症は思春期以後で，それほど高度な肥満にはならないが，高インスリン血症や高中性脂肪血症を合併しやすい．しかし，治療にはあまり抵抗しない．

　脂肪細胞の数が多く，大きさも大きいタイプが連合性肥満（combined type obesity）である．このタイプの発症は，幼少期で，高度肥満になることが多く，高インスリン血症や高中性脂肪血症を合併しやすい（図5.12）．

　体重増加の原因であるBFMの蓄積は全身一様ではない．腹部領域にBFMが過剰蓄積するタイプは腹部型肥満（abdominal obesity）であり，男性型肥満（android-type obesity）や中枢型肥満（central-type obesity）とも呼ばれる．一方，臀部と大腿部に過剰蓄積するタイプは臀部大腿部型肥満（gluteo-femoral obesity）であり，女性型肥満（gynoid-type obesity）や末梢型肥満（peripheral-type obesity）とも呼ばれる（図5.13）．男性に多い腹部領域の過剰脂肪は，女性に多い臀部と大腿部に位置する脂肪より代謝的に活性であるため，糖尿病，高脂血症，高血圧，冠動脈性心疾患などによる死のリスクが高い．

5.2 体脂肪の蓄積

腹部型肥満　　　　　臀部大腿部型肥満

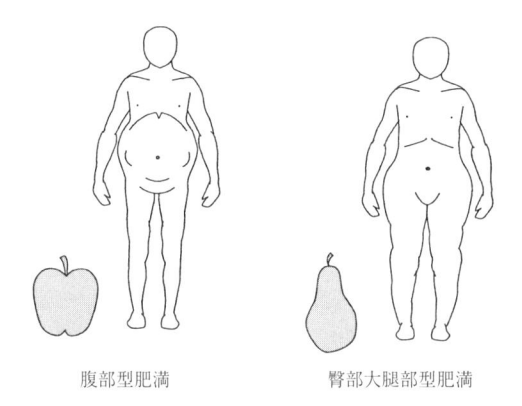

図 5.13　体脂肪細胞の分布からみた肥満のタイプ
（下方，1993 を著者修正）

　このような脂肪分布に関するパターンは遺伝にも影響されるが，脂肪細胞による TG の取込み速度を抑制するリポ蛋白リパーゼ（lipoprotein lipase：LPL）の局所活性によっても影響されるであろう．LPL は脂肪細胞による脂肪分子の処理と貯蔵を促進する重要な酵素である．この酵素の活性レベルにおける変異は，おそらく個体による脂肪分布の違いや中年以降に起こる脂肪分布の変化を引き起こすであろう．

(3) 肥満の基準と身体組成

　肥満は，肥満度として表現されるが，これは体格としての「太っている状況」の判定である．体重が大きくなると体脂肪量（BFM）も除脂肪量（LBM）も大きくなるが，LBM/BFM 比は低下する（図 5.14）．また，BFM の広がりは LBM の分布の広さより大きい（図 5.15）．つまり，体重の増加には BFM が大きく関与している．

　肥満とは，身体に脂肪が過剰に蓄積した状態と定義される．したがって，BFM を測定することが肥満の基準を設定するためには最も適切である．しかし，どこまでが正常な BFM であり，どこからが異常な BFM であるかを決定することは困難である．したがって，正常な BFM レベルと肥満の間の境界線（肥満の基準）は，やや恣意的である．

　一方，BFM が過剰に蓄積した状態と定義される肥満が，糖尿病，高脂血症，

第5章 肥満と身体組成

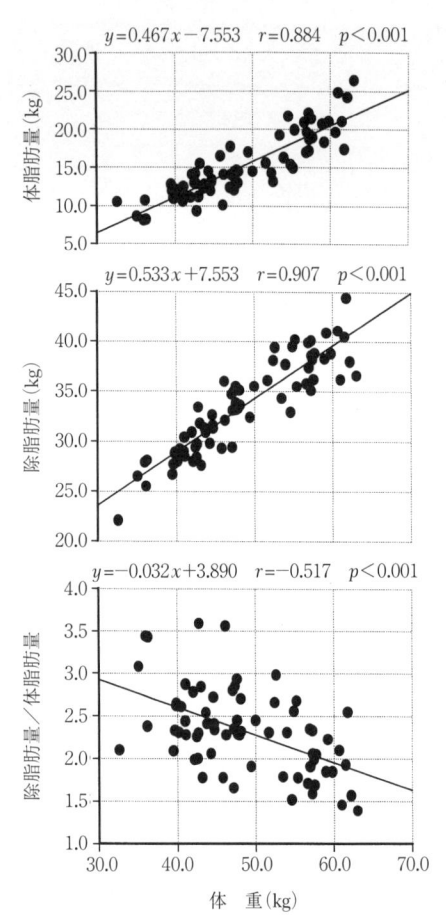

$y=0.467x-7.553 \quad r=0.884 \quad p<0.001$

$y=0.533x+7.553 \quad r=0.907 \quad p<0.001$

$y=-0.032x+3.890 \quad r=-0.517 \quad p<0.001$

図 5.14 青年女性における体重と体脂肪量,除脂肪量,除脂肪量／体脂肪量比の関係

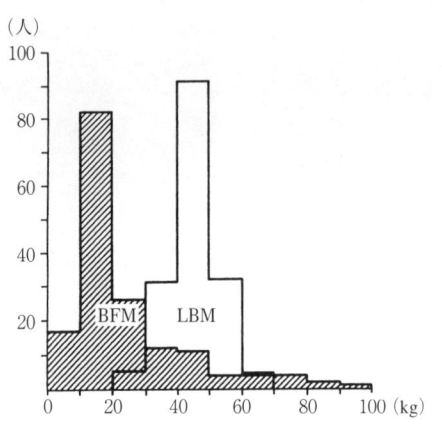

図 5.15 14歳から50歳までの女性164人の体脂肪量（BFM）と除脂肪量（LBM）の分布（正常者ばかりでなく肥満者や食欲不振症患者も含む）
（Forbes, 1994 を著者修正）

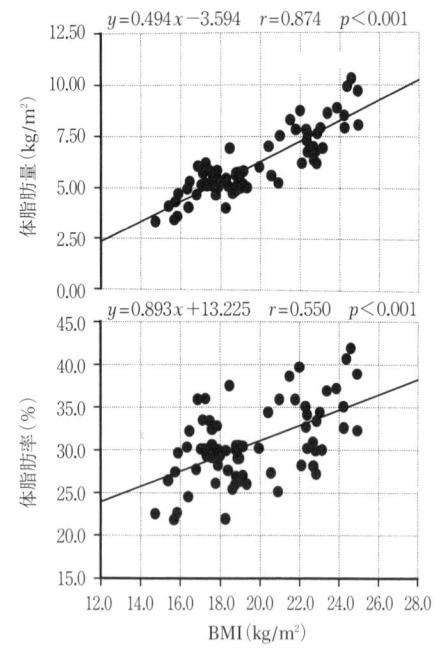

$y=0.494x-3.594 \quad r=0.874 \quad p<0.001$

$y=0.893x+13.225 \quad r=0.550 \quad p<0.001$

図 5.16 青年女性におけるBMIと身長で調整したFatおよび％Fatの関係

高尿酸血症などの代謝異常や高血圧，虚血性心疾患，心機能障害などの循環器系疾患をはじめ多くの疾病を伴いやすいことはよく知られている．しかし，肥満の程度と合併症発生率は，必ずしも相関しない．たとえ同程度の肥満であっても，内臓脂肪型肥満は皮下脂肪型肥満より種々の疾病を合併しやすい．

身長や体重からの指数値やBFMの測定値だけを肥満の基準とするならば，肥満者とは単に「太った人」にすぎない．したがって，医学的に対応が必要な肥満，治療を必要とする病的な状態としての肥満，つまり「肥満症」という観点から治療を必要とする状態にあるかどうかを評価する肥満の基準も必要である．

ここでは，直接BFMを測定したものではないが，BFMとかなり高い相関を示す（図5.16）ボディ・マス・インデックス（body mass index：BMI, kg/m^2）による肥満の基準，体脂肪率（%BF）および体脂肪分布による肥満の基準について述べる．

a. BMIによる肥満の基準

体重（kg）を身長の二乗（m^2）で除したBMIは，肥満の基準（BMI > 25）として国際的にも広く用いられている．しかし，このBMIはBFMを測定したものではない．したがって，たとえBMIがBFMと高い相関を示すとしても，この基準は「過体重は肥満である」という概念によるものである．

日本では，男女（30～59歳）の各種疾病異常の合併率が最も低いBMIは，男性で$22.2 kg/m^2$，女性で$21.9 kg/m^2$であるとされている．そこで日本肥満学会は，標準体重を，

$$標準体重（kg）= 22 \times 身長^2（m^2）$$

から求め，この標準体重からの%偏差が+20%以上を肥満の基準としている．標準体重からの%偏差とBMIの関係から，標準体重の+20%はBMI = 26.4に該当する（図5.17）．したがって日本肥満学会では，肥満の基準を男女共通してBMI = 26.4以上としている（表5.2）．しかし，この基準に該当する肥満者の身体組成は分析されていない．そこで，この基準に該当する「やや肥満：24.0 ≦ BMI < 26.4」の体脂肪率（%BF）を重水希釈法による体水分法で分析すると，%BFは，男性で28.0%，女性で34.5%に該当した（図5.18）．

近年，BMI = 25.0以上を肥満あるいは過体重の基準にすべきだという勧告が

第5章 肥満と身体組成

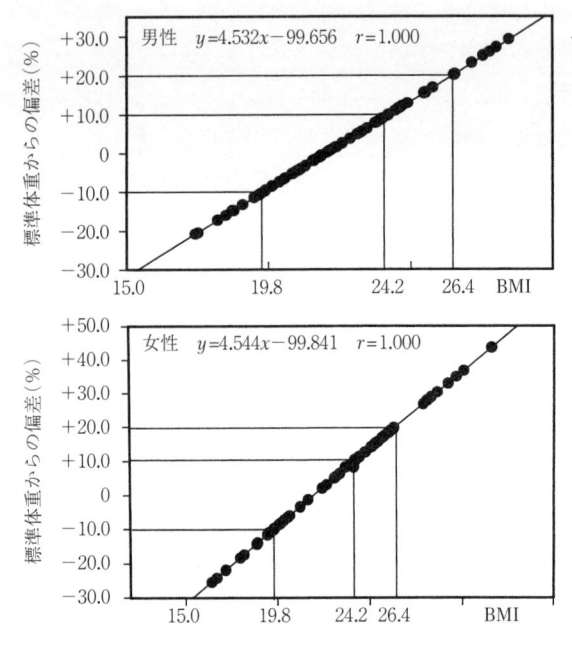

男性 $y=4.532x-99.656$ $r=1.000$

女性 $y=4.544x-99.841$ $r=1.000$

図 5.17 標準体重からの偏差とBMIの関係

表 5.2 BMIと標準体重による肥満の基準

判　定	BMI	標準体重からの偏差(%)
痩　せ（低体重）	<20	<-10
普　通（普通体重）	$\geq 20<24$	$\geq -10<+10$
やや肥満（過体重）	$\geq 24<26.4$	$\geq +10<+20$
肥　満（肥満体重）	≥ 26.4	$\geq +20$

（日本肥満学会, 1993）

されているが，BMI＝25.0は，上記の関係から分析すると，標準体重からの％偏差が＋13.6％に該当し，日本人にとってはやや低い基準値となる．また諸外国では，身長や体重の時代による変動や人種による変異を考慮すると，それぞれの標準集団における90パーセンタイル（％ ile）や95％ile以上を過体重あるいは肥満の基準とすべきだという提案もされている．

一方，BMIの年齢変化は，平均5歳を最下点年齢（BMI age-min）として，そ

5.2 体脂肪の蓄積

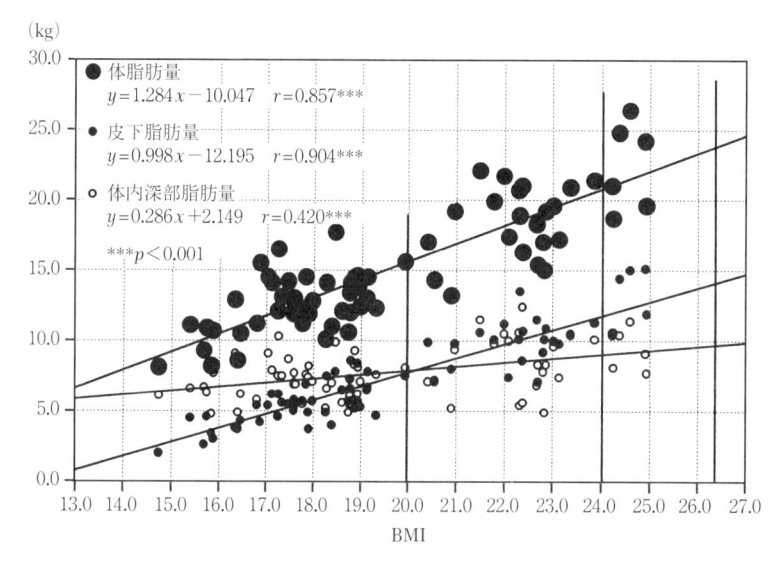

図 5.18 BMIによる肥満指標別にみた体脂肪（女性）

体脂肪量　$y=1.284x-10.047$　$r=0.857***$
皮下脂肪量　$y=0.998x-12.195$　$r=0.904***$
体内深部脂肪量　$y=0.286x+2.149$　$r=0.420***$
$***p<0.001$

の後リバウンドする（adiposity-rebound, BMI-rebound）（図 4.2 参照）．この BMI age-min が 5 歳以前に出現する幼児は，思春期あるいは成人期において高い BMI を示すことが明らかにされている．つまり，BMI-rebound の早い幼児は，将来過体重あるいは肥満になる可能性が高いことになる．

b. 体脂肪量（率）による肥満の基準

体脂肪の過剰蓄積は，健康や体力にとって望ましくはないが，特定個人の体脂肪量（BFM）や体重の至適水準を正確に示すことは不可能である．おそらく，この至適条件は個人間で異なり，遺伝要因によっても大きく影響される．したがって，肥満の基準は多少恣意的な点がある．

確かに，身体的に健康な若い成人男性では体脂肪率（% BF）= 15（確実に 20 %以下），女性では % BF = 25（確実に 30 %以下）が至適あるいは理想であろう．成人男女における BFM の正常な範囲は，少なくとも母集団平均値の ± 1 SD（68 %の変動範囲）に含まれる．しかし，% BF の平均値は，年齢とともに増大し，14 歳から 50 歳までの男女の変動は約 5 %である．この統計的な範囲内

で，％BFによる肥満の基準は，年齢別，性別の平均値＋5％を超す％BFとされる．つまり，若い成人男性の基準は％BF＝20以上，若い女性の基準は％BF＝30以上となる．この基準値の別の根拠として，これらの基準以上になると，脂肪細胞数の増加，すなわち脂肪細胞の増殖が起こり，一方，生理的，心理的，その他種々の面で不都合が生じるという報告がある．

しかし，これらの基準値は，あくまでも若い成人男女を対象としたものであり，小児や高齢者など全年齢に適応できるものではない．この統計的な方法を用いると，高齢男性の平均％BFは25であるため，肥満の基準は％BF＝30以上，高齢女性では％BF＝37以上が肥満の基準となる．

さらに，これらの基準値は，身体密度計測法や皮下脂肪厚法による％BFに基づいたものである．種々の身体組成推定法による％BFは，それぞれ有意な相関を示すものの，各％BF値は同一個体であっても必ずしも一致しない（図5.19）．したがって，身体組成の推定法によって％BF値が異なるため，肥満の基準を画一の％BFで設定することは困難である．

また，年齢，性別，人種や民族，生活様式，地域や時代によっても，肥満の基準は容易に変化し，不変ではない．このように，肥満の定義にある「体脂肪の過剰蓄積」という表現が肥満の基準を曖昧にしている．

肥満は確かに脂肪組織量の異常な増加状態であるが，それは皮下脂肪量（SFM）の増加だけではない．SFMは少なくても，体内深部脂肪量（IFM）が多く，結果として％BFが高い肥満も存在する．体脂肪量（BFM）全体に占めるSFMの割合は年齢とともに低下する傾向にあるが，IFMの占める割合は逆に増大する傾向にある．したがって，高齢者の肥満基準は，IFMを評価しうる身体組成推定法

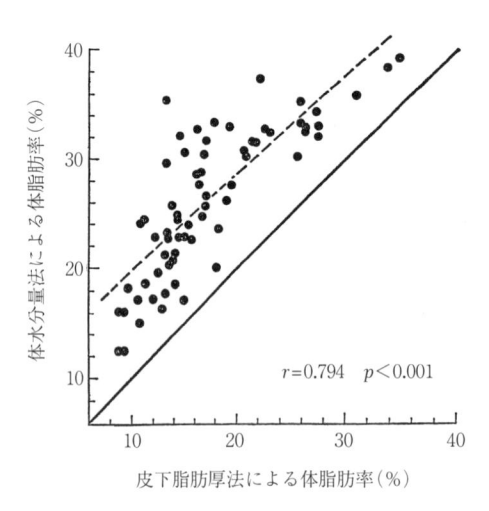

図 5.19 皮下脂肪厚法と体水分法による体脂肪率の比較

表 5.3 体水分法と皮下脂肪厚法による体脂肪率と皮下脂肪量,
体内深部脂肪量との相関

	体水分法による％BF	皮下脂肪厚法による％BF
皮下脂肪量 (kg)	0.769 $p<0.05$	0.932 $p<0.001$
体内深部脂肪量 (kg)	0.745 $p<0.05$	-0.038 ns

が望ましい(表 5.3).

このように,肥満の基準は脂肪組織の量的な問題と蓄積脂肪の局在性の問題の両面が重要視されるべきである.

c. 体脂肪分布による肥満の基準

身長や体重からの指数や体脂肪量(BFM)の測定値だけで肥満を評価するのであれば,肥満者とは,単に「太ったヒト」にすぎない.医療における肥満の評価では,医学的に対応が必要な肥満,つまり,「肥満症」という観点から治療を必要とする状態にあるかどうかを評価する基準も必要である.

肥満の合併症には,蓄積している BFM の絶対量のみが影響するものでもない.体重増加の原因である脂肪の蓄積は,全身一様ではなく,極めて限定された部位に起こる.特に,体脂肪分布と糖尿病や虚血性心疾患などの発症との強い関係が明らかにされ,その重要性が注目されている.

脂肪細胞は,どこに存在するかによって著しい多様性を示すため,ある細胞は血流から過剰なエネルギーを取り込む高い効率をもち,一方の細胞は組織によって使われる貯蔵エネルギーをすみやかに放出する機能をもっている.ヒトの脂肪分布パターンは,ある程度まで遺伝の影響を受け,脂肪細胞に吸収される中性脂肪(triglyceride:TG)に対するリポ蛋白リパーゼ(lipoprotein lipase:LPL)の局所的活性によって決定される.腸管膜脂肪や大網脂肪など門脈系に存在する内臓脂肪(visceral fat:V)は,皮下脂肪(subcutaneous fat:S)に比べて代謝的に活発で,脂肪合成能,脂肪分解能がともに高い.

近年,内臓脂肪型肥満(visceral fat obesity)の存在が明らかになり,この肥満では,高血圧,高脂血症などの合併症発生頻度が高いことが報告されている.したがって,肥満の基準としては体脂肪分布,特に内臓脂肪蓄積の診断が高く評価

第5章　肥満と身体組成

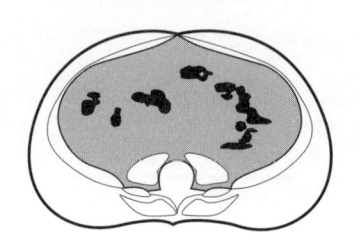

図 5.20 腹部レベル（L4-L5）のCT画像
（下方, 1993を著者修正）

されている．しかし，内臓脂肪量を定量的に表すことは非常に困難である．現在では，コンピュータ・トモグラフィー（computerized tomography：CT）法と磁気共鳴画像（magnetic resonance imaging：MRI）法が体脂肪分布の最も信頼できる評価法とされている．ここでは，CT法についてのみ述べる．

CTの画像は，一定の小単位容積（voxel）当たりのX線吸収を正確に測定し，その平均値に対応して濃淡をつくることによって構成される．したがって，CTでは組織，器官が被膜，脂肪に囲まれた状態で，X線断面像として現出される（図5.20）．

CTにおけるX線吸収（減弱）係数は，水を0とした相対値で表される．この値がCT値（CT number）であり，CT値は一般に次のような関係にある．

$$\text{CT値} = \frac{\mu_t - \mu_w}{\mu_w} \times K$$

μ_t は問題とする組織の減弱係数，μ_w は水の吸収係数，K は Hounsfield unit（HU），すなわち $K = 1000$ である．したがって，減弱係数が水より小さい組織は負のCT値，大きい組織は正のCT値を示す．CT値は，空気の−1000から骨の＋1000まで変化する．CT値は，被写体の大きさや構造など種々の因子によって変動するため，脂肪組織（adipose tissue：AT）に関して特定のCT値は存在せず，ATの減弱係数は−190から−30HUの間で変化する．

CT法では，一般に腹部レベル（L4-L5）が代表的な測定部位であり，画像上に関心領域を設定し，その領域に含まれるAT量を測定することができる．CT画像上の外側線上（皮膚上）をトレースして，全領域を関心領域（総脂肪組織，total adipose tissue：TAT）とし，筋と骨の外側線上をトレースして，その内部を関心領域（内臓脂肪組織 visceral adipose tissue：VAT）とする．次に，TAT領域からVAT領域を差し引いた領域を皮下脂肪組織（subcutaneous adipose tissue：SAT）領域とする．TATとVATの各関心領域内における−190から−30HUまでの pixel（＝0.85 mm × 0.85 mm）の発現頻度を算出する．1 pixel

5.2 体脂肪の蓄積

のスライド幅を 10 mm とすると，この 1 pixel は，0.85 mm × 0.85 mm × 10 mm = 0.007225 cm^3 の体積をもつことになる．この体積をもつ pixel を 1 voxel とすると，1 voxel の脂肪重量は，0.007225 cm^3 × 0.9007 g/cm^3 となる．したがって，その関心領域内の脂肪組織量 (g) は，

$$脂肪組織量 (g) = 総 voxel 数 × (0.007225 cm^3 × 0.9007 g/cm^3)$$

として求めることができる．

しかし，このようにして定量された各関心領域の脂肪組織量は，被写体のサイズや構造などの影響を受けるため，これらの絶対値を内臓脂肪型肥満の基準とすることはできない．

しかし，L4-L5 での VAT 面積は，身体密度計測法で評価した総体脂肪量 (BFM) と高く相関する (図 5.21)．そこで，腹部レベル (L4-L5) の断面において，SAT の占める面積 (S) と VAT が占める面積 (V) の比，V/S 比を内臓脂肪量の相対的な基準として，0.4 以上を内臓脂肪型肥満としている．V/S 比は上記の VAT の絶対量とは必ずしも相関しないが，耐糖能異常や高脂血症などの病態とは強い相関を示すとされている．

CT 法，MRI 法のいずれにしても高価な医療用機器が必要で，多くは臨床の場で行われるものであり，実践的ではない．メジャーで腹部と臀部の大きさを測り，体脂肪の分布状態が評価できれば，最も簡便で，実践的である．ここでは，CT 法による V/S 比より腹腔内脂肪の絶対量と相関するウエスト／ヒップ比（waist to hip ratio：WHR）について述べ

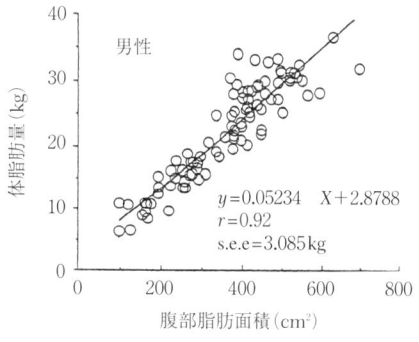

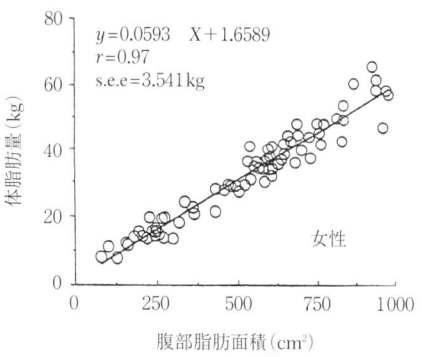

図 5.21 身体密度計測法で評価した総体脂肪量と CT 法で測定した腹部脂肪組織面積との関係
（Despres ら，1996 を著者修正）

第5章 肥満と身体組成

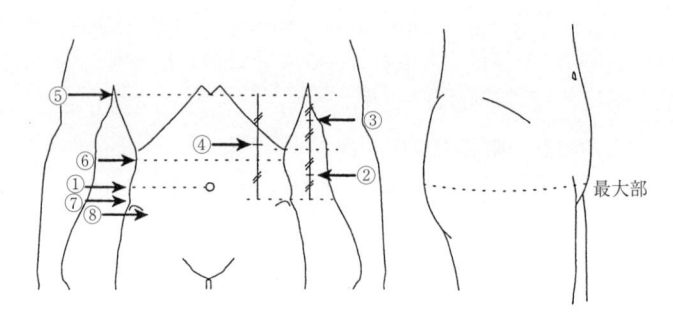

図 5.22 腹囲と臀囲の測定部位
（下方, 1993を著者修正）

る．
　しかし，WHR は腹囲と臀囲の測定場所によって臨床的な重要性が大きく異なる．したがって，測定部位や測定法が一定でなければ比較，判定が困難であり，内臓脂肪型肥満の基準としては利用できない．一般に，血清脂質や耐糖能との相関が高い「臍を通る横断面（図 5.22 の①）/最大部位での臀囲（図 5.22 の右図）」を WHR とする．
　欧米では，内臓脂肪型肥満の基準は，男性で WHR > 0.9，女性で WHR > 0.8 とされているが，日本では，男性 WHR > 1.0，女性 WHR > 0.9 が基準となっている．しかし，日本人の体型は欧米人と異なり WHR の変動が小さいため，基準としての有用性は低い．

d. WHR と BMI の組合せによる肥満の基準

　健康診断や疫学調査などにおける肥満の基準では，合併症を有するか，将来合併症を有する可能性が高いかを評価する簡便性と実践性が重要である．例えば，身長，体重，腹囲，臀囲といった人体計測値からそのことが可能であれば，この方法は簡便で実践的といえる．
　BMI は体脂肪の分布パターンを示すものではないが，体脂肪量（BFM）とはかなり高い相関を示す．一方，WHR は BFM を表す指標ではないが，VAT を反映した指標である．しかも，BMI と WHR は，高い相関（$r=0.526$）を示し，ともに各種代謝指標とも有意な相関を示す（表 5.4）．したがって，BMI と WHR

5.2 体脂肪の蓄積

表 5.4 BMI, WHRと代謝変数との関係

	男性		女性	
	BMI	WHR	BMI	WHR
総コレステロール (mg/dl)	ns	0.278*	ns	ns
LDL-コレステロール (mg/dl)	ns	0.262*	ns	ns
HDL-コレステロール (mg/dl)	−0.380**	−0.401**	−0.432***	−0.351***
HDL/総コレステロール	−0.406**	−0.525***	−0.391***	−0.386***
中性脂肪 (mg/dl)	0.322*	0.377**	0.297**	0.240**
グルコース (mg/dl)	ns	0.331**	0.370***	0.289**
収縮期血圧 (mmHg)	0.322*	0.348**	0.190*	0.376***
拡張期血圧 (mmHg)	0.396**	0.395**	0.219*	0.343**

(注) *$p<0.05$, **$p<0.01$, ***$p<0.001$

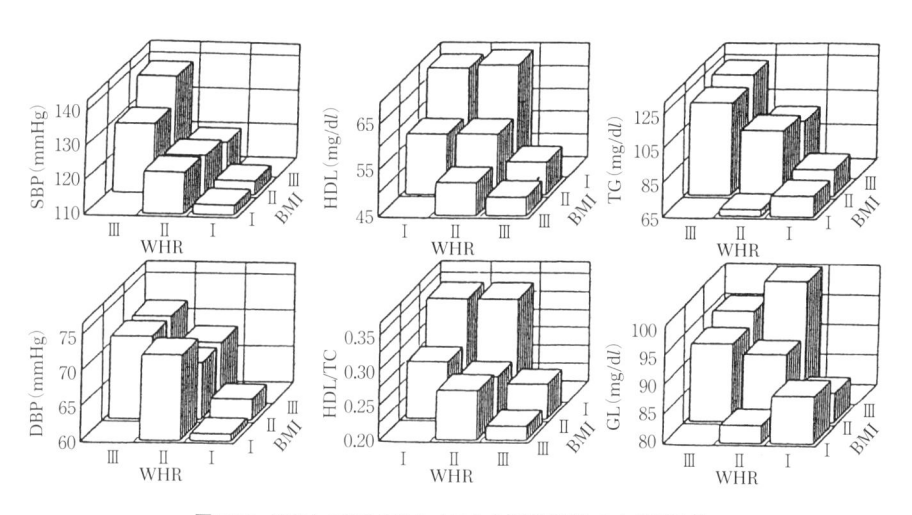

図 5.23 BMIとWHRの組合せによる肥満度別にみた代謝特性

を組み合わせて「肥満症」の診断基準を作成することができる（図 5.23）．その基準は，以下のとおりである．

  成人男性 BMI > 27.5 ＋ WHR > 1.01
  成人女性 BMI > 26.8 ＋ WHR > 0.95

5.3 肥満と疾病

肥満の最大のデメリットは，長寿が望めないことである．肥満は，あらゆる生活習慣病と関連しており，生活習慣病の発症因子，増悪因子であり，高い死亡率を示す．特に糖尿病の死亡率は，正常体重者の約4倍である．肥満と合併症との因果関係には，整形外科的合併症など脂肪量の過剰による物理的な原因に基づくものは別として，肥満者の脂肪組織の分布異常が耐糖能異常，脂質代謝異常，高血圧，動脈硬化性疾患などと密接に関連する（表5.5）．つまり，腹部の内臓周辺に多くの脂肪が蓄積した腹部内臓脂肪型肥満（abdominal visceral fat obesity）が種々の合併症を引き起こす原因の一つである．

近年，虚血性心疾患など動脈硬化性疾患の発症に耐糖能異常，インスリン抵抗性，高脂血症，高血圧などを併せもつマルチプル・リスクファクターを有する病態が大きく関与することが明らかになった．これらをシンドロームX

表5.5 内臓脂肪型肥満に合併しやすい内科疾患と病態

1) 内分泌・代謝疾患
   ① インスリン非依存型糖尿病，耐糖能異常，高インスリン血症
   ② 高脂血症，低HDLコレステロール血症
2) 循環器疾患
   ① 冠動脈疾患
   ② 高血圧症，心機能異常
3) 消化器疾患
   ① 脂肪肝
4) 呼吸器疾患
   ① 睡眠時無呼吸症候群

表5.6 マルチプル・リスクファクター症候群

シンドロームX	死の四重奏	インスリン抵抗性症候群	内臓脂肪症候群
耐糖能異常 インスリン抵抗性 高インスリン血症 高中性脂肪血症 低HDLコレステロール血症 高血圧	上半身肥満 耐糖能異常 高中性脂肪血症 高血圧	肥満 糖尿病 高インスリン血症 脂質代謝異常 高血圧	内臓脂肪蓄積 耐糖能異常 インスリン抵抗性 高脂血症 高血圧 動脈硬化性心疾患

（徳永，1996を著者修正）

(syndrome X)，死の四重奏（deadly quartet），あるいはインスリン抵抗性症候群などと呼び，世界的に注目を集めた．ところが，内臓脂肪型肥満者も耐糖能異常，インスリン抵抗性，高脂血症，高血圧などをもち，まさにマルチプル・リスクファクター症候群である（表5.6）．ここでは，内臓脂肪と代謝異常の関係について述べる．

(1) 内臓脂肪と代謝異常

内臓脂肪が増加すると，その分解産物である遊離脂肪酸（free-fatty acid：FFA）が門脈系を通して肝臓に多量に流入する．このFFAは，肝での中性脂肪（triglyceride：TG）の合成を亢進するとともに，リポ蛋白の分泌に重要な蛋白であるミクロゾーム・トリグリセライド転送蛋白（MTP）の活性を高める．その結果，VLDLの合成亢進や分泌亢進が起こり，高中性脂肪血症が起こる（図5.24）．また，門脈中のFFAは内臓脂肪の蓄積と有意に相関し，このFFA濃度の上昇は肝細胞でのインスリン結合を抑制する．その結果，末梢での高インスリン血症，さらにインスリン受容体のダウンレギュレーション（下方調節）から末梢組織でのインスリン抵抗性が生じる．

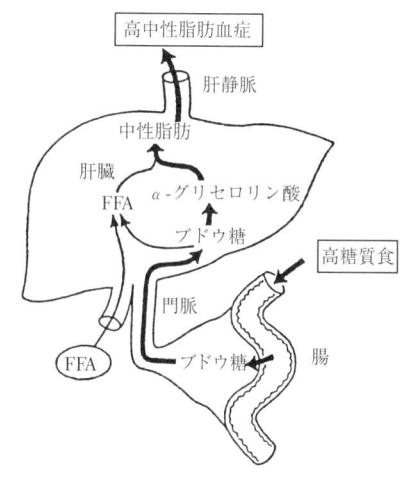

図5.24 内臓脂肪増加による高中性脂肪血症（大野ら，1982を著者修正）

(2) 内臓脂肪の蓄積

内臓脂肪を増加させる因子には，遺伝，加齢，性ホルモン，食事，運動，生活環境など多くの因子が考えられる（図5.25）．加齢は内臓脂肪の蓄積を促進し，男性は女性より内臓脂肪が蓄積しやすいという性差がある．女性では，閉経後に内臓脂肪が急速に増加するので性ホルモンの影響も考えられる．運動は，脂肪合成の律速酵素であるアシルCoA合成酵素，ブドウ糖の細胞内取込みに関与する

第5章 肥満と身体組成

グルコース・トランスポーター4（GLUT-4），脂質の細胞内取込みに作用するリポ蛋白リパーゼ（LPL）の作用を抑制する．また，運動により内臓脂肪の分解が活発になる（図5.26）ため，運動不足は内臓脂肪の蓄積に寄与するものと思われる．食生活，特に高ショ糖食も重要な因子である．

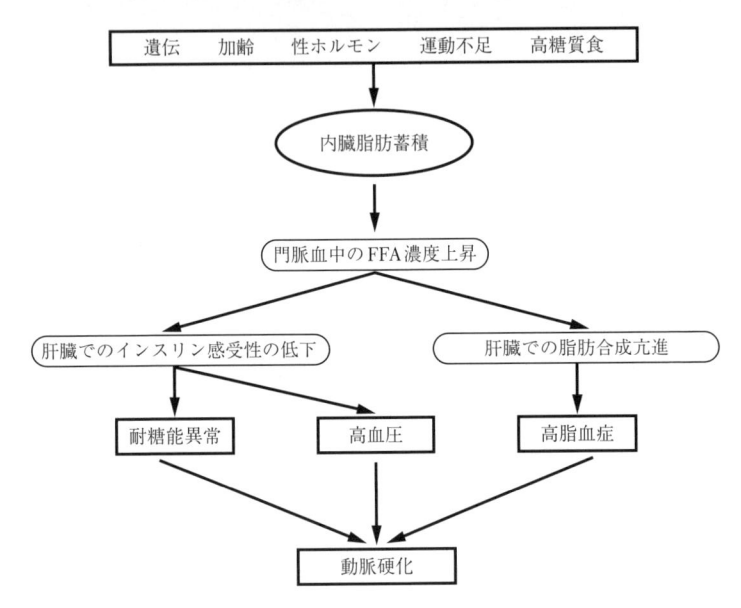

図5.25 内臓脂肪蓄積の成因と代謝異常
（徳永勝人，1993を著者修正）

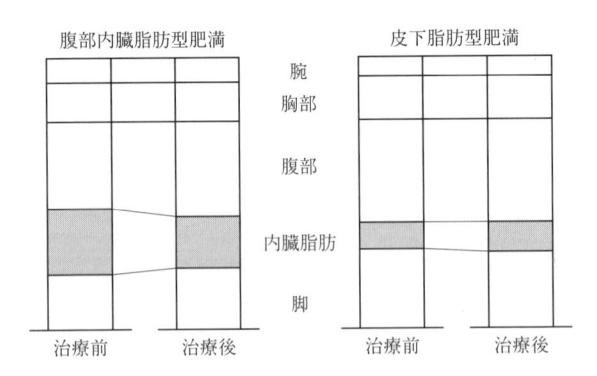

図5.26 運動による内臓脂肪の変化
（下村ら，1995を著者編集）

第6章
痩せと身体組成

　肥満を「体脂肪が過剰に蓄積した状態」と定義するならば，痩せは「貯蔵脂肪組織量が異常に減少した状態」と定義されることになる．しかし，痩せは，体脂肪量（BFM）の減少と同時に除脂肪量（LBM）の減少（筋量の減少）も伴う体重の異常減少である．したがって，痩せ（leanness），るいそう（emaciation）は，単なる低体重（underweight）や低体脂肪（underfat）とは必ずしも同意語ではない．

　痩せは，単純性痩せと症候性痩せに分類できる．痩せは肥満とは異なり，症候性痩せのほうがはるかに多く，その成因は，低栄養（undernutrition）あるいは栄養障害（栄養失調症，malnutrition）とほとんど同じであり，①摂食障害・摂食量不足，②消化吸収障害，③栄養素の利用障害・代謝異常，④体外への喪失亢進，⑤代謝亢進，栄養必要量の増加などである．特に重症の痩せ患者は，エネルギー摂取量の不足ばかりでなく，摂取蛋白不足が関与した状態の疾患（蛋白質・エネルギー栄養障害，protein-energy malnutrition：PEM）を伴うことが多い．

　単純性痩せは，体質性痩せとも呼ばれ，その原因は明らかでない．この痩せは，痩せに合併する栄養障害がまったくなく，エネルギー摂取量も十分で，外見上痩せてみえるだけで臨床医学的には問題ない．単純性痩せは，生体におけるエネルギー摂取量とエネルギー消費量という収支のバランスがマイナスの状態で発生し，一般的には，BFMとLBMといった身体組成の減少によって体重が減少した状態である．ここでは単純性痩せを中心に述べる．

第 6 章 痩せと身体組成

6.1 痩せ志向

日本人男性の痩せは極めて少なく，1979 年からの約 20 年間でも大きな変化は示していない．一方，女性では痩せの発生頻度が男性より高く，最近の 20 年間で，10 歳代後半が 13.5 ％から 20.4 ％と 6.9 ％，20 歳代が 14.4 ％から 20.3 ％と 5.9 ％，痩せの傾向が顕著になっている（図 6.1）．

現代日本人の多くは，自己の体重を気にしてウエイト・コントロールに心がけている．ウエイト・コントロールを心がけている男性は，15 〜 19 歳で 45.7 ％，20 〜 40 歳代でも 50 ％台であるが，女性では，20 〜 40 歳代で 70 ％を占め，50 歳代，60 歳代では 80 ％にも達している．

このように，女性の大半は太ることに嫌悪感をもち，若い女性にとって肥満は

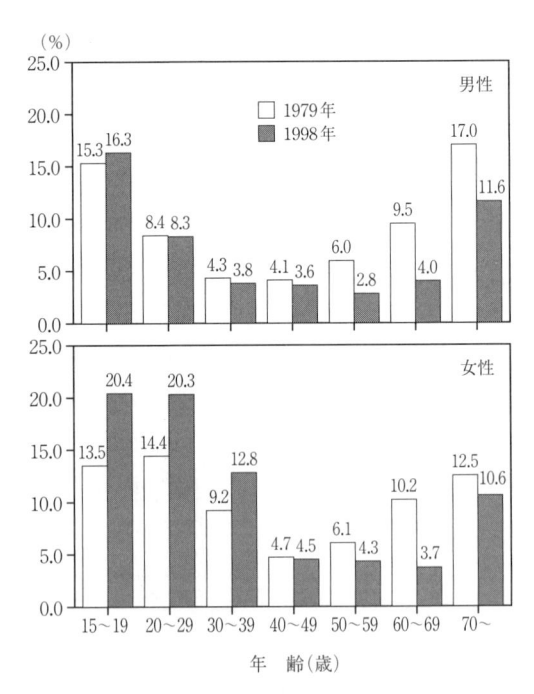

図 6.1 日本人痩せ（BMI＜18.5）の割合の変化
（健康・栄養情報研究会，2000 を著者修正）

恐怖でさえある．男性がウエイト・コントロールを心がける理由は，年代に関係なく「健康のため」が圧倒的に多いが，10歳代後半から20歳代の女性の半数以上は，「きれいでありたいから」が圧倒的に多い理由である．女子大学生の調査では，約75％の者が「痩せたい」という願望をもっており，これらの学生は自己の体型に対して他人の目を気にした社会的体型不安が非常に高いことを報告している．

ある調査では，青年期女性の約74％が痩せたいという願望をもっており，約58％が自己の体型を太り気味と自己評価していると報告している．しかし，太り気味と自己評価した女性の約50％は，実際には太っておらず，自己の体型を誤認している．

一方，青年期の女性は，理想身長として160.7 cmを，理想体重として47.7 kgを思い描いている．この体型は，BMI = 18.5に該当し，これは完全な痩せ体型である．若い女性は，このような理想体型を描いて，細い＝女性としての価値が高い，太い＝女性としての価値が低い，と身体を規格化・コード化している．この規格は，マスメディアを中心につくり出されたものであり，社会から女性に期待される美の規範になっている．換言すると，マスメディアから一方的に価値・身体基準として押しつけられているのである．つまり，規格化・コード化された身体を生産させられているともいえる．このような痩身のボディ・イメージがメディア，ファッション産業，医療・健康産業の痩身キャンペーンによってつくり出され，今日のようなダイエット・ブームを引き起こしているのである．

もともと，痩身を保つためのボディ管理が組織化され，食事を控える行為（ダイエット）が始まるのはヴィクトリア朝後期の豊かな食生活をする人々のなかからであり，断食や節食行為は魂の浄化という宗教目的をもっていた．しかし，今日のようなダイエットの始まりは，バレリーナの細いからだが賞賛された17世紀に始まるといえる．

一方，日本では，1970年代から始まるスポーツの大衆化を起点に，ジョギングやフィットネス・ブームが起こり，健康とからだをめぐる社会的な関心が急速に高まった．そこで，肥満が生活習慣病（当時は成人病）の元凶とされ，医療費の高騰を心配する政府や産業化を目指す医療機関やスポーツ団体が，痩身を健康イデオロギーに結びつける科学的言説を広め，痩せ志向が急速に高まったのであ

第6章　痩せと身体組成

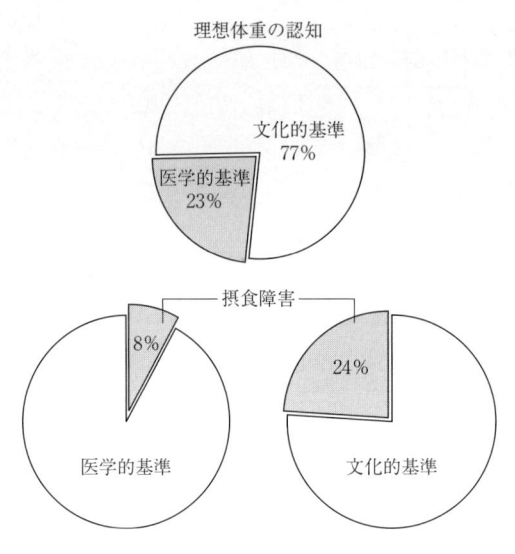

図 6.2 理想体重の認知と摂食障害
（山下・鹿島，1999 を著者修正）

る．

　女性の理想体重は，医学的な理由で認知されるより，文化的な基準で認知されることが多い．しかも，痩身を求めて摂食障害に陥る者の割合は，理想体重を医学的な理由で認知する女性より文化的基準で認知する女性のほうが約3倍高い（図6.2）．

　このような痩せ志向を，性的平等を達成した豊かな社会における美的欲求の身体的なものとして単純に評価することはできない．それは，痩せ志向に伴うライフスタイルの確立によって，「痩身症候群」とも呼ぶべき多くの健康障害が顕在化しているからである．

　「痩身症候群」とは，肥満の蔑視と差別，体重過敏症，細さへの際限なき挑戦の結果として生じる拒食症・過食症という摂食障害であり，自己の身体的アイデンティティを喪失することによって，痩身行動にのめり込んでいくシンドロームである．

6.2 痩せの身体組成

体重は，重要な生理機能をもつ各種の器官や組織によって構成されている．人体を構成する主要な身体組成（body composition）は，骨，筋といった除脂肪組織（lean tissue）と脂肪組織（adipose tissue）である．体脂肪は二つに分類され，一つは生理活動に不可欠な必須脂肪（essential fat）であり，もう一つは皮下などの脂肪組織や内臓器官を保護する脂肪組織に含まれる貯蔵脂肪（storage fat）である．男性と女性における貯蔵脂肪の相対的な分布はほとんど同じであるが，女性の必須脂肪は性固有の脂肪（gender-specific fat）を含むため男性より約3倍高い．この性固有の脂肪は，出産やホルモン機能にとって生物学的に非常に重要である．

体重を構成するこれらの組織の生理機能を考えた場合，体重には健康を維持するうえで，これ以上低下させてはいけない下限値（最低体重，minimal weight）がある．つまり，男性の最低体重には約3〜4％の必須脂肪が含まれる．したがって，男性の最低体重は，ほぼLBMの重量に相当し，この脂肪量がおそらく男性の下限値であり，これ以下の脂肪量では正常な身体機能や運動機能は損なわれる．

女性の最低体重には約9〜12％の必須脂肪が含まれるので，一般的には，最も痩せた女性でも％BFが9〜12％を下まわることはない（図6.3）．特に青年期女性では，性ホルモンの代謝に最低必要な体脂肪量（至適体脂肪量）も考えられる．例えば，月経が起こるには体重の17％に相当するBFMが必要であり，正常な月経周期を維持するには体重の22％に相当するBFMが必要である．

極端な痩せである特定スポーツ競技の女性選手のように，身体的に活動的な女性は，月経の開始が遅れたり，月経の周期異常（希初月経，oligonorrhea），あるいは月経の完全停止（無月経，amenorrhea）になる機会が増加する．このことは，体内のエネルギー蓄積が妊娠を維持するのに不適当な場合，妊娠を妨害するために排卵を停止するのではないかと推論される．

日本人の痩せの身体組成に関する情報は極めて少ない．しかし先述したように，日本人の場合，痩せの頻度は男性に比べて女性に高く，痩せの身体組成は女性の

第6章 痩せと身体組成

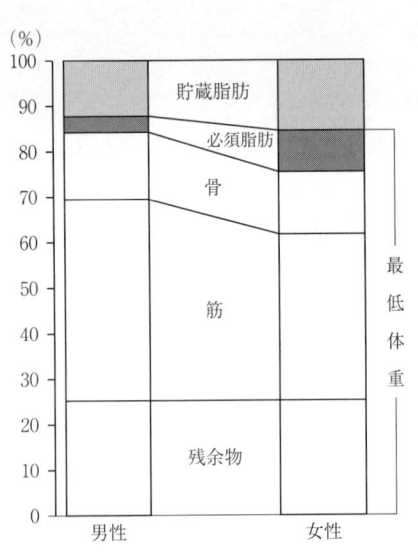

図 6.3 最低体重の概念
（Behnke & Wilmore, 1974 を著者修正）

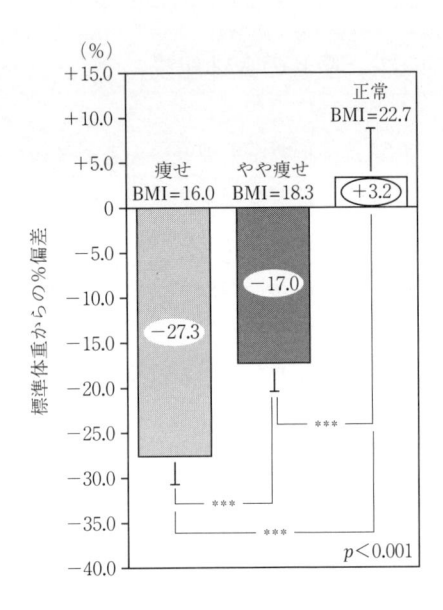

図 6.4 痩せの標準体重からの％偏差

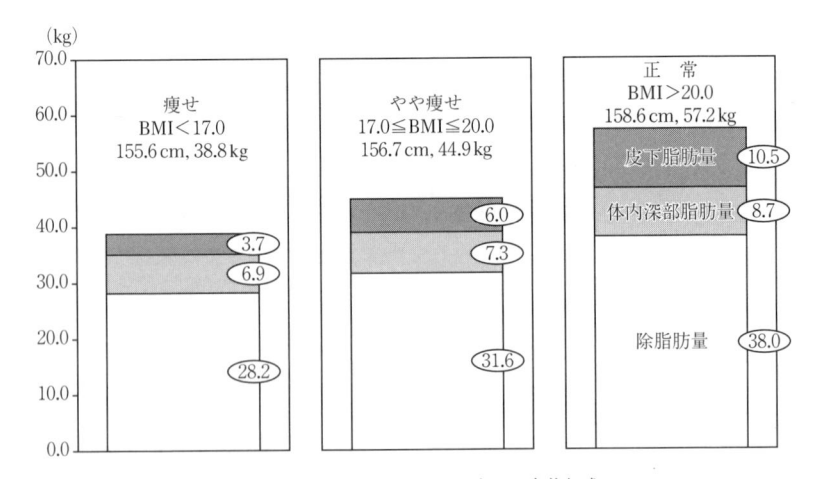

図 6.5 青年期女性における痩せの身体組成

6.2 痩せの身体組成

生理機能に重大な影響を及ぼす．したがって，ここでは，青年期女性の「痩せ（標準体重からの％偏差＝－27％，平均 BMI＝16.0）」に関する身体組成を「やや痩せ（％偏差＝－17％，平均 BMI＝18.3）」および「正常（％偏差＝＋3.2％，平均 BMI＝22.7）」と比較して述べる（図6.4）．

痩せの LBM＝28.2 kg は，明らかにやや痩せや正常者より少なく，その差は統計的に有意（$p<0.001$）である．体脂肪量（BFM）＝10.6 kg と皮下脂肪量（SFM）＝3.7 kg も，明らかにやや痩せや正常者より少ない．しかし，体脂肪率（％BF）＝27.3 と体内深部脂肪量（IFM）＝6.9 kg は，ともに正常者との差はあるものの，やや痩せとの差はほとんどない．このように，痩せの少ない BFM は，SFM の少なさに依存している（図6.5）．

月経の正常周期の維持には，一定量の SFM が必要である．BFM に占める SFM の割合（SFM/BFM）は，正常群が50％以上であるのに対して，月経の周期異常者の多い痩せ群では有意に低い40％未満である．また，SFM と IFM の比（SFM/IFM）も，正常群の1.25に対して痩せ群では0.60であり，痩せ群の SFM は IFM を下まわっている（図6.6）．

年齢，身長，体重，BMI がほとんど同じであり，ともに痩せの一般女性と女性長距離ランナーの身体組成を比較すると，長距離ランナーの BFM は一般女性

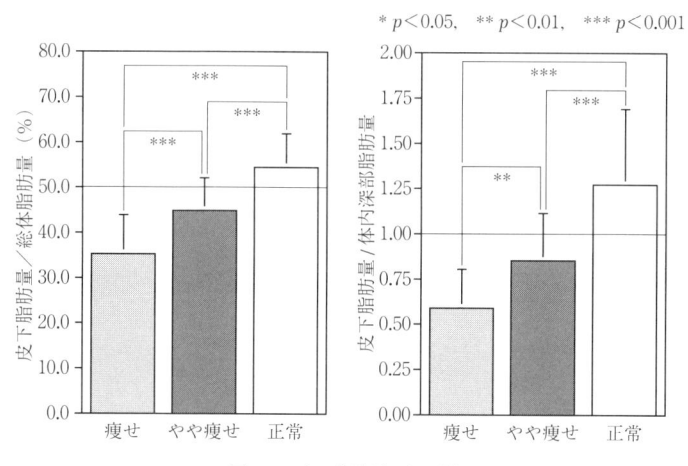

図6.6 皮下脂肪量の相対値

第6章 痩せと身体組成

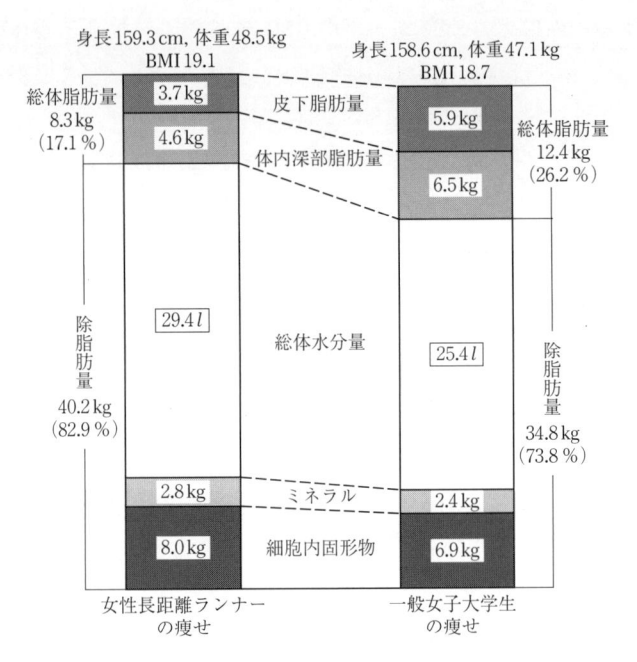

図6.7 女性長距離ランナーの痩せと一般女子大学生の痩せ

（図中ラベル）
- 女性長距離ランナーの痩せ：身長159.3 cm, 体重48.5 kg, BMI 19.1
  - 総体脂肪量 8.3 kg（17.1％）：皮下脂肪量 3.7 kg, 体内深部脂肪量 4.6 kg
  - 除脂肪量 40.2 kg（82.9％）：総体水分量 29.4 l, ミネラル 2.8 kg, 細胞内固形物 8.0 kg
- 一般女子大学生の痩せ：身長158.6 cm, 体重47.1 kg, BMI 18.7
  - 総体脂肪量 12.4 kg（26.2％）：皮下脂肪量 5.9 kg, 体内深部脂肪量 6.5 kg
  - 除脂肪量 34.8 kg（73.8％）：総体水分量 25.4 l, ミネラル 2.4 kg, 細胞内固形物 6.9 kg

より少なく，特にSFMの差が大きい（図6.7）．両群の月経異常者は，長距離ランナーに無月経者が50％みられるのに対して，一般女性にはみられない．これらの結果は，SFMの少ないことが月経周期異常に影響している可能性を示している．

しかし，除脂肪量（LBM）は，同じ痩せでも長距離ランナーのほうが明らかに大きい．このことから，同じ痩せでも長距離ランナーの低体重にはLBMの顕著な低下がなく，長距離ランナーの痩せは一般女性のような単純性の痩せとは異なる．

一方，LBMとBFMの比（LBM/BFM）は，アンドロゲン（androgen）からエストロゲン（estrogen）への転換における脂肪組織の役割から，正常な月経機能の発揮に必要な要素であるとされている．つまり，BFMが極めて少ない女性長距離ランナーや女性ボディ・ビルダーが示す異常に高いLBM/BFM比（女性

長距離ランナー 4.84：痩せの一般女性 2.8）は，正常な月経機能の阻害要因と考えられる．

これらの身体組成上の特性が，女性長距離ランナーの月経異常に影響しているものと考えられるが，激しい運動トレーニングが反生殖性の性質をもついくつかのホルモン系列の放出を引き起こすことも考えられる．したがって，規則正しい月経に必要な BFM の下限値を明確にする必要があり，低体脂肪量（特に低皮下脂肪量）が排卵パターンのホルモン調節を修正するかどうかは，今後検討すべきである．

低体重状態にある痩せの女性は，骨塩量（bone mineral contents：BMC）と骨密度（bone mineral density：BMD）がともに正常体重者より低い傾向にある．また，低体重状態にある痩せの女性は，血中のアルブミン（albumin）濃度や A/G 比（immunoglobulin G/A）が高体重者より低い．したがって，骨量は，年齢，性ホルモン，栄養，運動などによって変化するので，低体重女性の低い骨量は，おそらく栄養素の摂取不足と運動不足の影響であろうと考える．

6.3 痩せの身体組成と身体機能

少ない BFM と LBM が痩せの身体組成上の特徴である．LBM は，その 48.2〜54.4 ％が骨格筋であり，最大酸素摂取量（$\dot{V}_{O_2 max}$）と高い相関を示すことから LBM は $\dot{V}_{O_2 max}$ の重要な規定要素である．一方，$\dot{V}_{O_2 max}$ に及ぼす BFM の影響は，体脂肪組織重量の物理的な影響が大きいとは考えられるが，脂肪そのものがもつ代謝レベルと $\dot{V}_{O_2 max}$ との関係はまだ明らかにされていない．

最大筋力は，筋断面積（cm^2）と絶対筋力（kg/m^2）の積として表され，絶対筋力には性差，年齢差，トレーニング・レベルの差はないとされている．したがって，最大筋力は，筋の断面積によって決定され，$\dot{V}_{O_2 max}$ とは異なり，無酸素性エネルギー量を表す指標である．体脂肪それ自体は筋力を発揮する機能を有してはいないが，BFM は体重や LBM とかなり高い相関を示す．つまり，BFM が少ないということは，体重や LBM が少なく，ボディ・サイズそのものが小さいことを意味している．ここでは，痩せた女性の $\dot{V}_{O_2 max}$ と最大筋力を正常体重者と比較しながら述べる．

第6章 痩せと身体組成

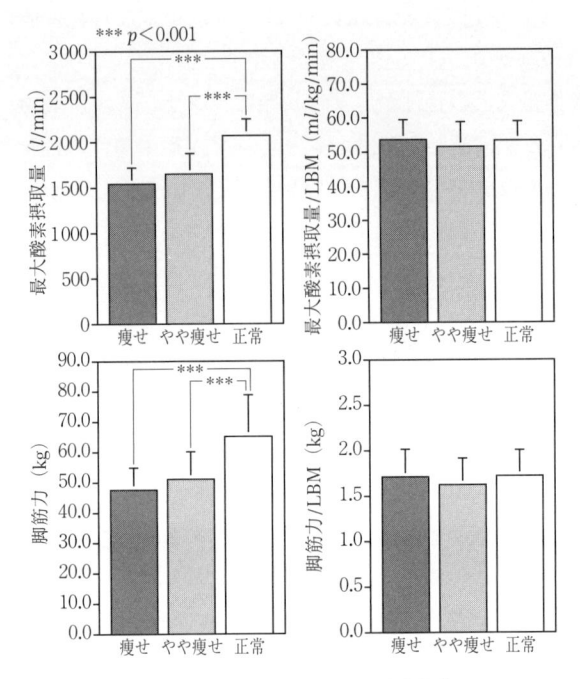

図 6.8 青年期女性の痩せと身体機能

　痩せの LBM は，正常体重者の LBM と比較すると少ないため，痩せた女性の $\dot{V}_{O_2 max}$ と最大筋力の絶対値は，正常体重者より明らかに低い．しかし，LBM 1 kg 当たりの $\dot{V}_{O_2 max}$ や最大筋力は，必ずしも低くはない（図 6.8）．

　つまり，疾病による痩せではなく，遺伝的あるいは体質的に痩せを持続している単純性痩せでは，小さなボディ・サイズの影響から低い身体機能を示してはいるが，少ない LBM の組成や酵素活性にまで変化が起きているわけではない．

第7章
脂質代謝の促進と体脂肪蓄積の抑制
——カプサイシンとレプチン

　ここでは，脂質代謝回転を促進させ体脂肪蓄積を抑制するカプサイシンと，食欲を抑制しエネルギー消費を増大させ，結果として体脂肪蓄積を抑制するレプチンについて若干の情報を提供する．

7.1　カプサイシン

　人類が香辛料を使用した歴史は古く，約5万年以上前の狩猟民族の時代に遡り，その歴史は人類の文化の発展とともにあった．古代中国の本草書は，生薬を上品薬，中品薬，下品薬に分類し，今日香辛料と呼んでいるものは上品薬に相当するものが多い．

　食品は，従来，栄養機能，感覚機能を中心に研究されたが，新しく生体調節機能への関心が高まった．ここでは，トウガラシに含まれるカプサイシンの生理作用について述べる．

(1) トウガラシ

　トウガラシにはレッドペッパー (*capsicum annuum L.*) とタバスコ (*c. frutescens L.*) の2系統があり，コロンブスの新大陸発見後ヨーロッパに持ち込まれた比較的新しい香辛料である．

　トウガラシの特徴は辛みであり，その辛み成分がカプサイシン (capsaicin) である（図7.1）．トウガラシの辛み成分は14種類あるとされているが，通常のトウガラシではカプサイシンとジヒドロカプサイシンが辛み成分の80〜90％以上を占めている．カプサイシンは，約90％がトウガラシの果皮部分に含まれ，

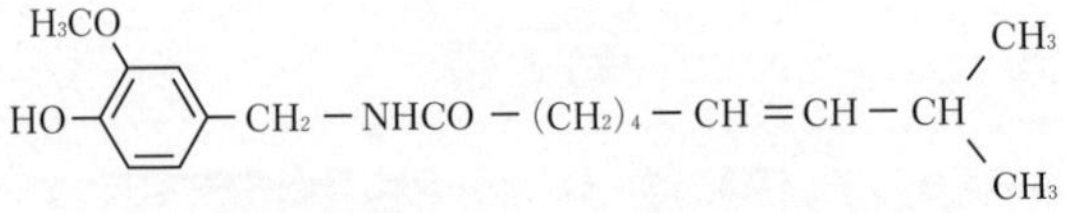

第7章　脂質代謝の促進と体脂肪蓄積の抑制——カプサイシンとレプチン

$$HO-\underset{H_3CO}{\bigcirc}-CH_2-NHCO-(CH_2)_4-CH=CH-CH\underset{CH_3}{\overset{CH_3}{<}}$$

図7.1　カプサイシン（capsaicin）

表7.1　生体内におけるカプサイシンの生理機能

1. 食欲亢進
2. 辛味性
3. 食塩摂取量の低下
4. 血管の拡張と収縮
5. 唾液の分泌亢進
6. 胃酸の分泌亢進
7. 腸管の蠕動運動の亢進
8. コレステロール値の低下
9. エネルギー代謝の亢進
10. 生理活性ペプチドの放出亢進

残りの10％は種子の部分に含まれる．カプサイシン含量は，レッドペッパーに平均0.1〜0.5％，タバスコに0.6〜0.9％であるため，タバスコのほうが辛い．カプサイシンは，脂溶性が強く，常温の水にはほとんど溶解しない．

カプサイシンを体内に摂取した場合，生体内での発現が明らかにされている生理機能のなかに，脂肪の蓄積を抑制するエネルギー代謝亢進作用などがある（表7.1）．

（2）カプサイシンの吸収と代謝

カプサイシンは，胃，空腸，回腸で吸収され，腸管から腸管静脈血中（門脈血中）へ移行し，血清中のアルブミンと結合して全身に運ばれる．しかし，カプサイシンの生物学的半減期は短く，ラットの腹腔内投与で7.1分，静脈内投与では4.1分とかなり速く，吸収後すみやかに血中から消失する．

トウガラシを摂取すると体温が上昇し発汗することは，日常経験することである．これは，カプサイシンの摂取が体熱の産生に関与し，体脂肪の蓄積低下などのエネルギー代謝に影響を及ぼすことを示している．

このことは，ラットを用いた実験でも明らかにされており，カプサイシンを添加した高脂肪食を与えたラットの腎周囲脂肪組織量の低下と血清中性脂肪値の有意な低下が認められている．一方，腎周囲脂肪組織のリポ蛋白リパーゼ（LPL）活性の有意な増加，すなわち，脂肪の代謝回転がカプサイシンによって早まったことも認められている．このような脂質代謝の促進は，カプサイシンのもつエネルギー代謝亢進作用の結果である．

7.1 カプサイシン

　カプサイシン投与によるエネルギー代謝の変化（図7.2）は，エピネフリン（アドレナリン）投与による変化と類似している．カプサイシンを静脈投与すると，カテコラミン（主にエピネフリン）の素早い立上がりと持続性のある分泌亢進が認められる．したがって，β-アドレナリン受容体遮断剤の投与やエピネフリンの分泌臓器である副腎髄質を摘出したラットでは，カプサイシンを投与してもエネルギー代謝の亢進は認められない．また，血清グルコースや遊離脂肪酸（FFA）の増加も，β-アドレナリン受容体遮断剤の投与によって抑制される．このように，カプサイシンの投与によって，エネルギー代謝は亢進し，その作用発現には副腎から分泌されるエピネフリンの関与が明らかである．

　これらの多くはラットによる実験結果であるが，近年ヒトにおけるカプサイシン摂取によるエネルギー代謝の亢進が報告された．若年成人に香辛料添加食を与えると，食後3時間での安静時代謝率（resting metabolic rate：RMR）は153％となり，無添加食の128％と比較して約25％エネルギー代謝量が上昇する（図7.3）．このように，ヒトにおいてもカプサイシン摂取直後からすみやかにエネルギー代謝が増大し，3時間後でもその効果が認められる．このことから，カプサ

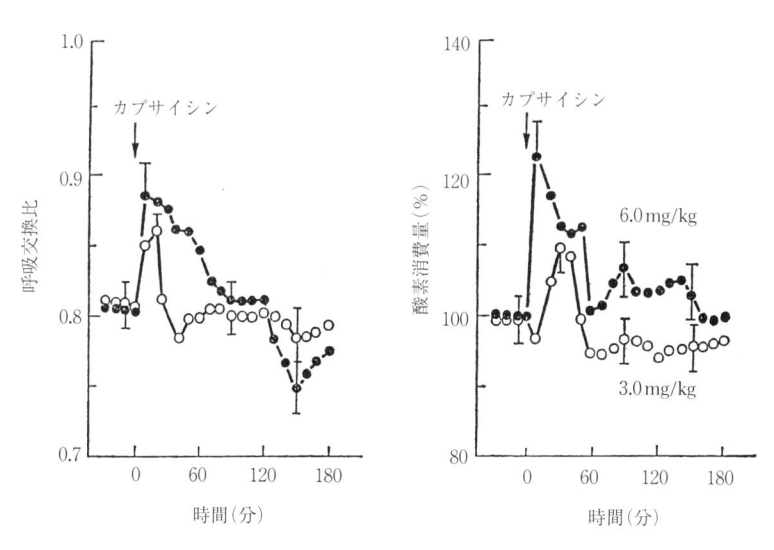

図 7.2 ラットのエネルギー代謝に及ぼすカプサイシンの影響
（Kawadaら，1986を著者修正）

第7章 脂質代謝の促進と体脂肪蓄積の抑制——カプサイシンとレプチン

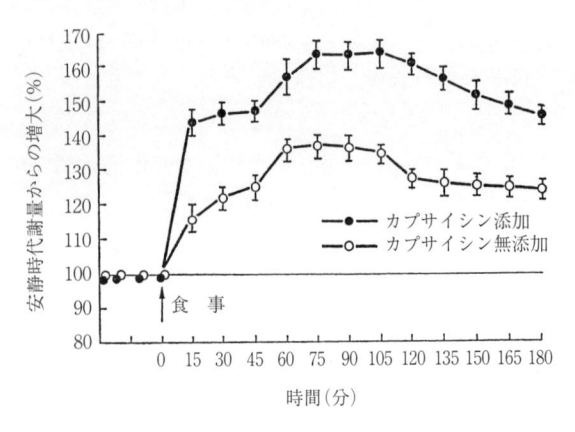

図7.3 ヒトにおけるカプサイシン添加食投与による代謝量の増大
（Henry & Emery, 1986を著者修正）

イシンによる影響は，生体での吸収過程と体内での動態に強く関連していることがわかる．

(3) カプサイシンによるエネルギー産生の促進

各種食品中のカプサイシンは，胃および小腸の上部や中部から吸収され，その約85％は門脈へ移行し，血中のアルブミンと結合して全身に運ばれる．そこで，カプサイシンは内臓感覚神経に作用し，神経伝達物質を通して脊髄神経に伝達される．また，カプサイシンは脂溶性であるため，血液－脳関門を容易に通過して脊髄にも直接作用する．この2経路によって，副腎交感神経の遠心性活動の亢進が起こり，エピネフリンを主体とするカテコラミンの分泌が亢進される．静脈血中に分泌されたカテコラミンは，その標的臓器である肝臓や脂肪組織に作用する．肝臓では，カテコラミンの作用によって，グリコーゲンからグルコースの分解が促進される．脂肪組織では，カテコラミンがβ-アドレナリン受容体に作用し，中性脂肪（TG）からFFAへの分解を促進して，エネルギー産生の基質をつくり出す．これらのエネルギー基質は，血液によって筋などの末端組織に運ばれ，燃焼されてエネルギー産生を増大させる（図7.4）．

このように，トウガラシに含まれるカプサイシンは，脂肪組織における中性脂肪の分解を促進するため，体脂肪量の過剰蓄積を抑制する効果が期待される．

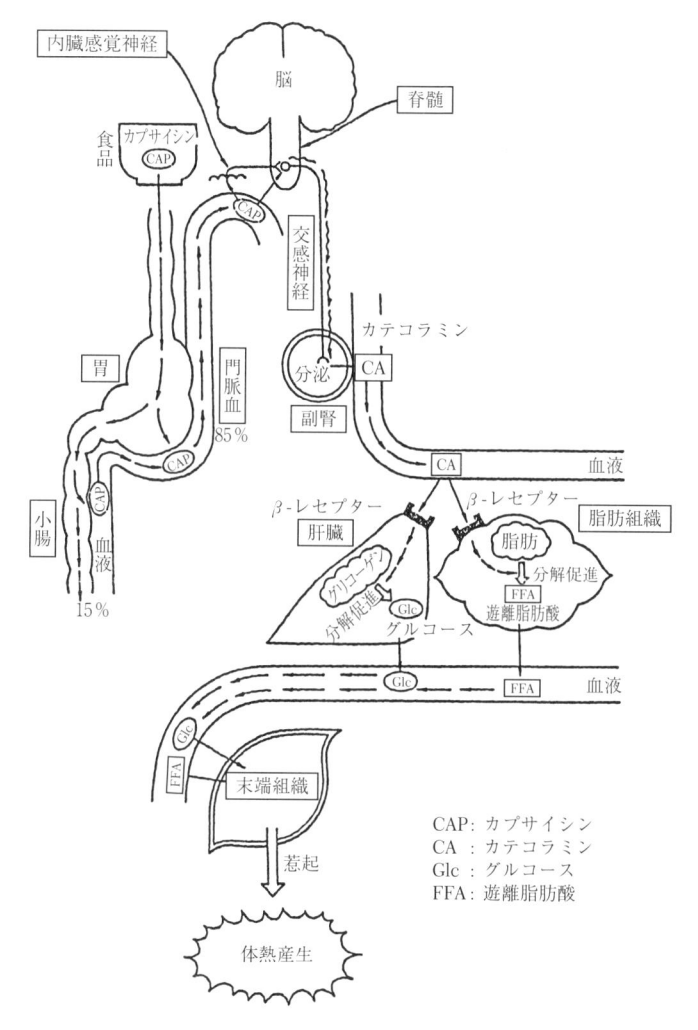

図 7.4 カプサイシンによるエネルギー代謝亢進のメカニズム
（岩井，1988 を著者修正）

（4）トウガラシの日常的な多量摂取と身体組成

　日本人と韓国人の体格・体型にはほとんど差がない（図 7.5）．このことは，モンゴロイド大人種に属している両国人の人種特性が非常に類似していることを示している．すなわち，韓国人と日本人は，人種的に近縁関係にあり，その遺伝的

第7章 脂質代謝の促進と体脂肪蓄積の抑制——カプサイシンとレプチン

形質の類似性から体格や体型が同じであっても不思議ではない.しかし,両国にはそれぞれ独立した文化があり,経済状況を鋭敏に反映して,それぞれの生活環境をつくり出している.

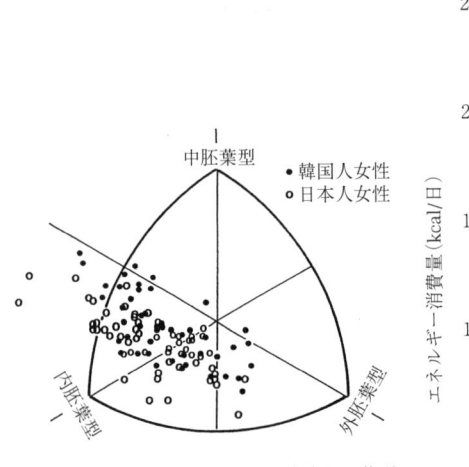

図7.5 韓国人青年女性と日本人青年女性の体型

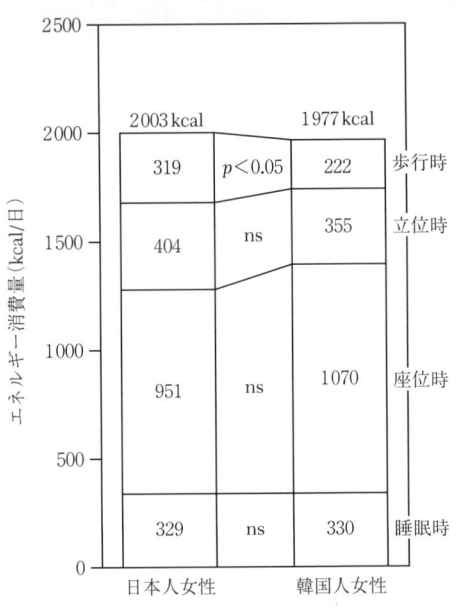

図7.6 同一体重の韓国人女性と日本人女性の1日のエネルギー消費量

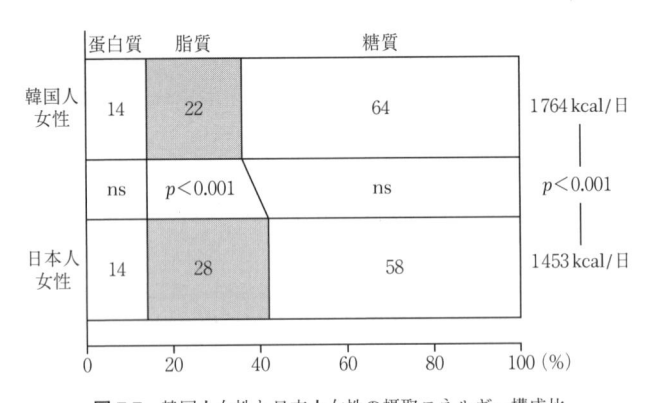

図7.7 韓国人女性と日本人女性の摂取エネルギー構成比

7.1 カプサイシン

　青年女性における1日の総エネルギー消費量は，日本と韓国の間にほとんど差がない（図7.6）．摂取エネルギーの総量は韓国のほうが日本より有意に高く，摂取エネルギーの構成比では，蛋白質エネルギー比に差がなく，脂質エネルギー比は日本が，糖質エネルギー比では韓国が有意に高い（図7.7）．しかし，韓国には独特の食習慣がある．

　韓国人の多くは，1人1日当たりで約82gのキムチを摂取しているといわれている．このキムチに3％のトウガラシが含まれているとすると，韓国人は1日約2.5gのトウガラシを摂取していることになる．また，レッドペッパーのカプサイシン含量は平均0.1～0.5％であるから，韓国人は1日に約2.5～12.5mgのカプサイシンを毎日摂取していることになる．日本人にはトウガラシを日常多量に摂取する食習慣がないため，カプサイシンの摂取量は韓国人に比べると極めて少ない．

　上述したカプサイシンによるエネルギー代謝の亢進や脂質代謝の亢進を考慮すると，日常的に多量のトウガラシを摂取する韓国人の体脂肪蓄積は，日本人より抑制されているはずである．そこで，同一の体格・体型の青年女性における体脂肪量（BFM）を比較すると，明らかに韓国人女性のBFMは日本人女性より少ない．しかし，BFMのうち皮下脂肪量（SFM）は両国間に差がなく，体内深部脂肪量（IFM）に明らかな差がある（図7.8）．このことは，カプサイシンによる体

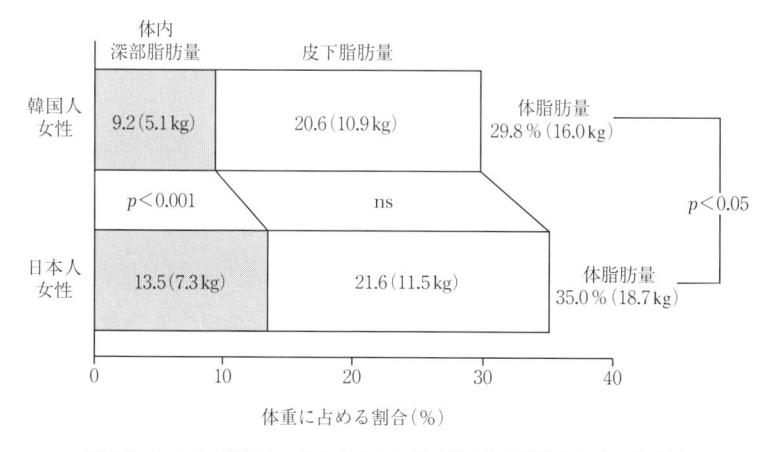

図7.8 日本人と韓国人の青年女性における体内深部脂肪量と皮下脂肪量

第7章 脂質代謝の促進と体脂肪蓄積の抑制——カプサイシンとレプチン

脂肪蓄積の抑制作用の効果の一部を証明するものであろう．

カプサイシンが非栄養素であるにもかかわらず体内でよく吸収され，自律神経系や内分泌系という二大情報伝達系を介して生体内でのエネルギー代謝，特に脂質代謝に大きな影響を及ぼすことは，トウガラシという機能性食品のもつ重要な意味である．

7.2 レプチン

体重は，体脂肪量（BFM）を調節することで，常に一定値（セット・ポイント）になるよう脳で調節されている．脳の視床下部には食欲を調節する中枢があり，満腹中枢と摂食中枢からなる．満腹中枢を刺激すると，動物は摂食を中止し，摂食中枢を刺激すると摂食を開始する．例えば，満腹中枢を破壊したラットは，過食傾向になり肥満する．そこで，満腹中枢を破壊してラットの摂食を制限すると，体重は多少変動するが，やがてラットは不活発になり，エネルギー消費を抑えるようになる．つまり，少ないカロリー摂取でもエネルギー消費が少ないため，満腹中枢を破壊したラットは肥満する．

これらのことから，食欲は脳で調節されており，BFM が常に脳で決められた値（セット・ポイント）になるように，脳の視床下部によって，食欲やエネルギー代謝が調節されていることがわかる．

セット・ポイントで決められた BFM には個人差があり，それが痩せや肥満という違いを生じさせる．BFM のセット・ポイントは，年齢によっても異なり，その変化は遺伝子によって規定されている．したがって，食事療法や運動療法によって，一時的にセット・ポイントから BFM がはずれても，その年齢で発現している遺伝子によって規定されている BFM は変化しないため，BFM はやがて元に戻る．

BFM がセット・ポイントからはずれたことを感知し，BFM の減少や増加を脳に知らせる働きをもつのがレプチン（leptin）である．

（1）肥満遺伝子——遺伝性肥満マウス

交配中に偶然できた突然変異による遺伝性肥満マウスが発見され，単一遺伝子

7.2 レプチン

の異常が肥満を引き起こすと推定された．そして，肥満の原因となる未知の遺伝子が ob 遺伝子と命名され，この系統の肥満マウスは ob/ob マウスと呼ばれた（一般に生物のもつ遺伝子は，父親由来のものと母親由来のものとの一対からなり，この対のことを対立遺伝子という）．ob/ob マウスの遺伝子変異は，対立遺伝子の両方が変異のある ob 遺伝子に置き換わったときに肥満マウスになる（対立遺伝子の片方だけが異常であっても肥満しないので，ob/ob マウスと表現する）．

1994 年，この肥満遺伝子（ob 遺伝子）の遺伝情報が解明された．正常マウスと ob/ob マウスにおける肥満遺伝子の塩基配列を比較すると，ob/ob マウスでは 105 番目のアミノ酸アルギニン（CGA）が TGA に変化していた（これは，塩基配列中の正常な Gu-Cy が Gu-Th に変化したためである）．たった一つの塩基の違いによって，肥満遺伝子が正常な蛋白質（ob 蛋白質）を発現できないのである．

ob/ob マウスは突然変異によって，肥満遺伝子に由来する正常な ob 蛋白質をつくることができず，正常な ob 蛋白質（肥満遺伝子産物）が欠損して肥満する．通常，ob 蛋白質は脂肪細胞から分泌され，ob 蛋白質をつくる肥満遺伝子はヒトにも存在する．ヒトの肥満遺伝子産物のアミノ酸をマウスと比較すると，その配列の 84 ％は同じであり，ラットとは 83 ％相同である．

正常マウスと ob/ob マウスを外科的な処置で結合させ（parabiosis），ob/ob マウスに正常マウスの食後の血液を流したり，肥満遺伝子から人工的につくった組換え ob 蛋白質を ob/ob マウスの腹腔内に連日投与すると，ob/ob マウスの体重が顕著に減少する．しかも，その体重減少のすべてが脂肪組織だけの減少である．このことは，ヒトの ob 遺伝子に基づく組換え ob 蛋白質を ob/ob マウスに投与しても，体重の減少効果は同じである．これらのことから，ob 蛋白質はギリシャ語の「痩せ」を意味する leptos から leptin と命名された．

ob 遺伝子の暗号文が細胞内で翻訳されると，167 個のアミノ酸からなる蛋白質（肥満遺伝子産物，ob 蛋白質であるレプチン）になり，血中にはシグナルペプチドが除去された 146 個のアミノ酸からなる成熟型レプチンが存在する．正常な肥満遺伝子産物であるレプチンは，分子量 14 ～ 16 キロダルトン（kDa，原子質量単位）のペプチドホルモンであることがわかり，脂肪を溶かすホルモンとして注目を集めている．

第 7 章　脂質代謝の促進と体脂肪蓄積の抑制——カプサイシンとレプチン

(2) レプチンの生理作用——食欲を抑制，エネルギー消費を増大する

　レプチンの特徴は，その多くが脂肪細胞から分泌されることである．しかし，近年，胎盤でも産生され，胎児の発育にも関与すること，また胃内壁からも分泌され，食欲抑制作用に関与することも明らかになった．

　脂肪のなかでは，内臓脂肪である大網の脂肪のほうが皮下脂肪より多くのレプチン・メッセンジャー（mRNA）を発現することから，レプチンは皮下脂肪より内臓脂肪で多く産生されるようである．細胞の大きさもレプチン産生に影響し，大きな細胞のほうが小さな細胞より多くのレプチンを産生する．

　レプチンは，体脂肪量（BFM）の増加により合成され，分泌されて，その情報を脳内のレセプターに伝達して食欲を抑制し，エネルギー消費を増大させるという生理作用をもっている（図 7.9）．

　ob/ob マウスに肥満遺伝子産物であるレプチンを連続投与すると，食欲が抑制され，BFM の減少に由来して体重が減少する．しかし，この体重減少作用は食欲の抑制によるだけではない．正常マウスをレプチン投与群と非投与群に分ける．レプチン投与群は，食欲が抑制され摂食量が低下する．非投与群を摂食量が低下した投与群と同じ摂食量に制限すると，摂食量の低下によって同じように体重が減少する．しかし，BFM の減少は同じ摂取カロリーに制限したにもかかわらず，

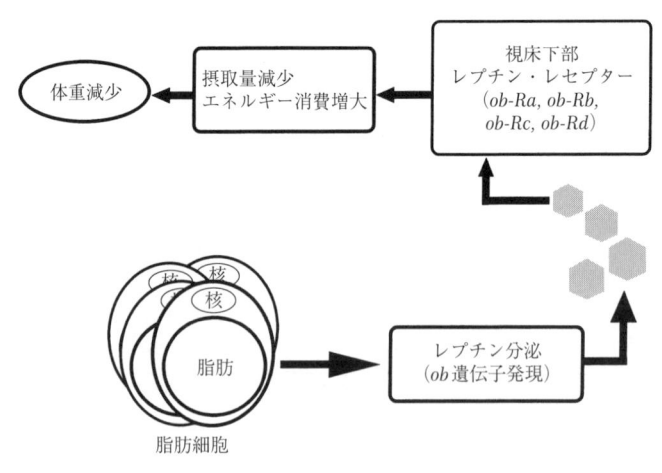

図 7.9　レプチンの生理作用
（蒲原聖司，1998 を著者修正）

7.2 レプチン

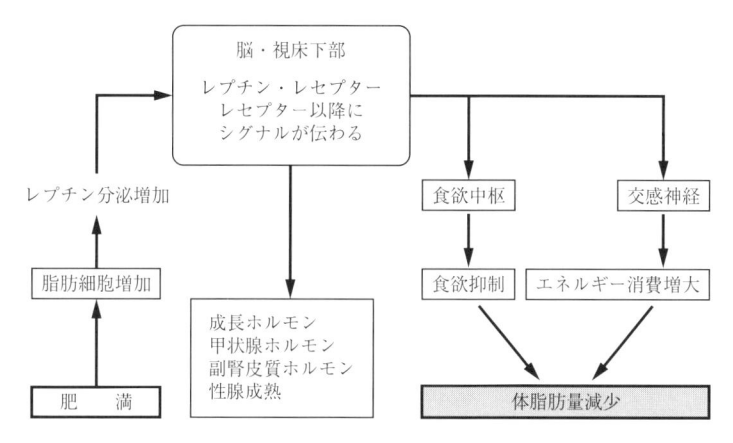

図 7.10 レプチンの体脂肪量減少作用
(蒲原聖司,1998 を著者修正)

レプチン投与群のほうが大きい.つまり,レプチンは摂取カロリー(食欲)の抑制以外にエネルギー消費を増大させてマイナスのエネルギー・バランスをつくり出す(図7.10).

一般的に,摂取カロリーを抑制すると,少ないエネルギーに適応し,不活発になり,消費するエネルギーも減少する.しかし,レプチンを投与すると,食欲が抑制されて摂取カロリーは減少するが,消費エネルギーは減少しない.つまり,レプチンは食欲を抑制し摂取量を減らす一方で,消費エネルギーの減少を抑制し,エネルギー・バランスを著しいマイナスにして顕著な体脂肪量の減少効果を示すのである.

このように,脂肪細胞から分泌されるレプチンは,食欲抑制とエネルギー消費の増大という作用を通して体脂肪量の減少効果を示すが,この作用は全身の各種臓器を介して行われる.したがって,体内でホメオスタシスを保つために,レプチン分泌はホルモンなど体内の他の因子から影響を受ける.レプチンの発現量を増加させるホルモンには,インスリン(膵臓),グルココルチコイド(副腎),エストロゲン(卵巣)などがあり,発現量を減少させるホルモンはアンドロゲン(精巣)である(図7.11).

第7章　脂質代謝の促進と体脂肪蓄積の抑制——カプサイシンとレプチン

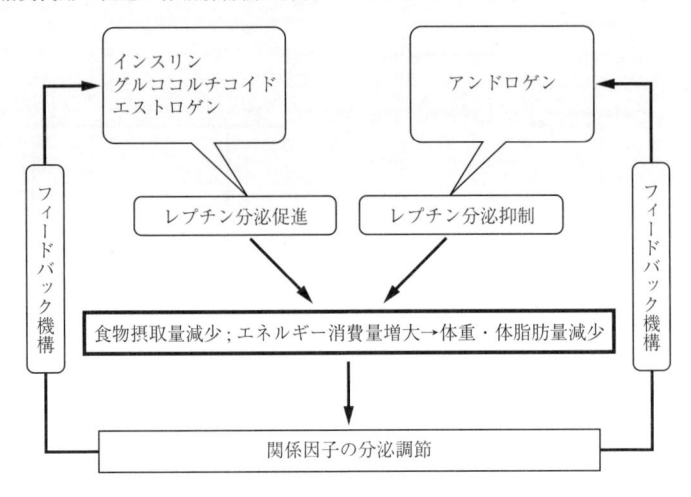

図7.11　レプチン分泌を調節するホルモン
（蒲原聖司，1998を著者修正）

（3）ヒトの肥満とレプチン

ob/ob マウスは，レプチン遺伝子の変異によってレプチン量が少なすぎるために肥満する．しかし，ヒトの血中レプチン濃度は，体脂肪の割合（％BF）やBMIと正の相関を示す（図7.12）．このことは，太っているヒトほど脂肪細胞が大きく，数が多いため，血中レプチン値が高いことを示している．つまり，ヒトは脂肪細胞からのレプチン不足によって肥満するのではなく，*ob/ob* マウスのよ

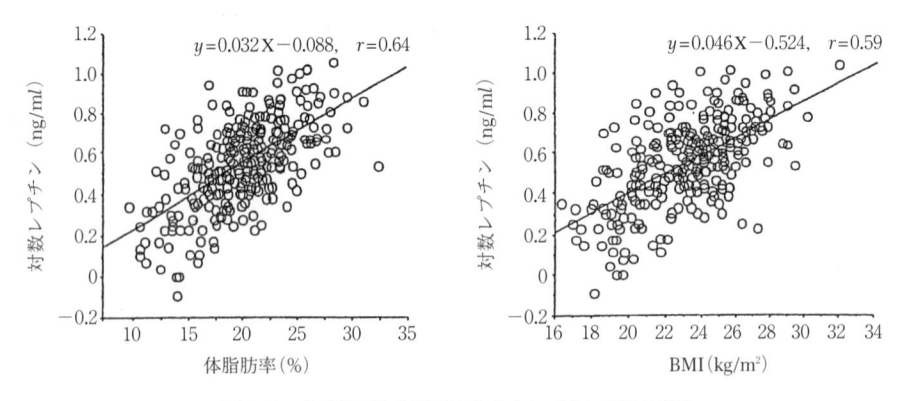

図7.12　体脂肪率およびBMIと血中レプチン濃度の関係
（Matthewetら，1996を著者修正）

うにレプチン欠損症やレプチン分泌不足から肥満するのではない．

しかし，1997年にイギリスで，先天的レプチン欠損症の症例が報告された．従兄弟同士の近親婚の両親で，レプチン遺伝子の片方に変異があり，突然変異があるほうのレプチン遺伝子を両親からそれぞれ受け継いだ子ども2人で，女児は8歳で体重86 kg，体脂肪54％，男児は2歳で体重29 kg，体脂肪54％に達し，歩けなかったと報告された．この2人の子どもは，皮下脂肪からの脂肪サンプルによる遺伝子配列で，一つの塩基が欠損していた．近年，トルコ人とフランス人でも1例ずつ報告されているが，症例はこの4例にすぎない．

(4) ヒトの肥満の原因は「レプチン抵抗性」である

ヒトの肥満では，ob/ob マウスのようにレプチンがまったく分泌されない肥満タイプは証明されていないし，ob 遺伝子の構造異常も認められておらず，レプチン・レセプターの異常も認められていない．ヒトの肥満が高レプチン血症であることは，脂肪細胞の量に応じてレプチンが正常に分泌されていることを示している．

しかし，ヒトの肥満は，レプチンが高値であっても，何らかの理由で食欲の抑制作用やエネルギー消費の増大作用が正常に作動しないで成立している．これは，レプチン・レセプター以降のシグナル伝達異常がヒトの肥満の原因であることを示しており，肥満の病態形成にレプチン作用機構の障害（レプチン抵抗性）が関与している可能性を示唆している（図7.13）．しかし，レプチンが効きにくいというレプチン抵抗性の原因には，レプチンが分泌されてから運ばれるルートの問題や，運ばれてきたレプチンと結合するレセプター（視床下部）の問題など，種々の可能性が考えられ，今後の重大な課題である．現在考えられている具体的な問題は，抗レプチン抗体の存在，血中レプチン蛋白質による阻害，血中から脳脊髄液中への輸送障害，レプチン・レセプターへの結合異常，レプチン・レセプターに続く反応に関する細胞内の別の分子異常などである．

最近では，レプチンのような分子機構の解明に加えて，脂肪の合成や分解にかかわる新しい分子や化合物の発見と分析が急速に展開されている．2002年に報告されたGIP（gastric inhibitory polypeptide）やアディポネクチンなどがよい例である．

第7章 脂質代謝の促進と体脂肪蓄積の抑制——カプサイシンとレプチン

```
        ┌─────────────────────┐
        │ 肥満＝脂肪細胞の過剰蓄積 │
        └──────────┬──────────┘
                   ↓
         ╭───────────────────╮
         │   レプチン分泌増加   │
         ╰───────────────────╯
                高レプチン血症
                   ↓
    ┌─────────────────────────────┐
    │     レプチン抵抗性の原因        │
    │   血中レプチン結合タンパク質の異常  │
    │      脳血液関門の輸送障害        │
    │     レプチン・レセプターの異常    │
    │  レセプター以降のシグナル伝達異常  │
    └─────────────────────────────┘
       シグナル伝達異常 ═══▶  ┌──────────┐
              ↓              │ 肥満のまま │
      ┌──────────────┐       └──────────┘
      │ レプチン効果なし │
      └──────────────┘
```

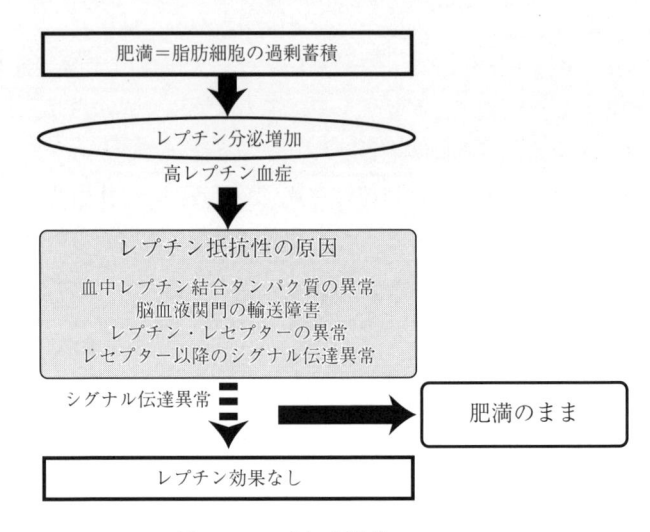

図 7.13 レプチン抵抗性
(蒲原聖司, 1998を著者修正)

第8章
身体の構造と健康行動

　本章は，身体組成とは直接関係ないが，ヒトの身体的健康の基本となる健康行動を，進化によって獲得した身体の構造と不活動な（inactive）現代の人間環境との関係から述べる．

　今日の科学技術は，われわれが今までに経験したことのない，豊かで便利な生活を保証してくれているが，現代の人間環境はわれわれヒトという生物本来の身体的状態にとっては極めて危険な状況にある．それは，ヒトの生物学的な進化の速度と，それを追い越す速さで変化する文明的な進歩の速さとがインバランスになって，その上に現代生活が成り立っているからである．このインバランスは，実はヒトのからだにとってものすごいストレスになる．このストレスに打ち負かされて多発しているのが，現在の生活習慣病（life-style related disease）であろう．

　このような現状のなかで，多くの現代人は「健康だ」「運動だ」と騒いでいる．このような状況は，過去には一度もなかったことである．しかし，本当に健康にとって運動＝スポーツが必要なのであろうか？

　人間環境における健康行動の一部である運動は，身体機能の点から生理学的にはよく論じられるが，身体の構造から論じられることは少ない．ここでは，進化の過程で獲得した二足姿勢と二足歩行に適応したヒト独特の身体構造から現代人の身体的健康に必要な健康行動について述べる．

8.1　ヒトは動くことを運命づけられた生物

　人間（動物界脊椎動物門哺乳綱霊長目ヒト科ヒト属ヒト，homo sapiens）は，

第8章　身体の構造と健康行動

生まれながらにして動く生物であり，動くことで自己を表現し，生活を営み，文化を創造しながら生存している動物である．例えば，言葉が話せない幼児は，動きまわり，手を動かし，物に触れて自分の周囲のことを認知する．このように，人間は動くことによって初めて自分の存在を確立し，自己を表現し，情報を集め，働きかけて，文化を創造し，生活している．したがって，動く生物であるがゆえに，動くことを支える基盤として健康な身体が必要なのである．

人間の動きは，目的によって二つに分類できる．一つは動物としての動きで，これは個体の保存と種の保存という動きである．もう一つの動きは人間としての動きであり，これは進化の過程で獲得し，文化によって創造した生活動作や生産活動，遊びやスポーツ活動，健康づくりのための身体活動など人間独特の動きである．

動き，すなわち運動は，物理学的には時間とともに物体が空間的な位置を変えることと定義できるが，生理学的な意味での運動は，骨格筋が活動している状態である．したがって，われわれの日常生活における意志による行為は，すべて身体運動ということになる．すなわち，身体運動は生活の基本であり，また生活は身体運動そのものであり，身体運動を伴わない生活はあり得ない．換言すると，骨格筋を収縮させて生活することが人間の生活である．

科学技術の飛躍的な発展がもたらした利便性の高い現代社会は，骨格筋の収縮による生活行動の多くを機械による動きに置き換えている．われわれのからだの解剖学的な構造や生理学的な機能は，動くことによって初めて正常な状態が維持できる．しかし，現代社会は，労働の機械化，交通機関の発達などから生活に必要な身体活動量が減少し，これだけの活動量では身体の生理機能を正常に維持することができなくなっている．不活動な日常生活あるいは運動不足がからだを蝕むことは，ベッド・レストの実験や多くの疫学研究がすでに明らかにしている．

8.2　直立二足姿勢と直立二足歩行に適応したからだ

ヒトは，サルから進化したといわれる．サルの祖先は，原始的食虫類から進化した「ツパイ」である．このツパイから原猿へと進化し，さらに真猿類へと進化した．そのなかの狭鼻猿（旧世界サル）から類人猿（pongidae）へと進化し，チ

8.2 直立二足姿勢と直立二足歩行に適応したからだ

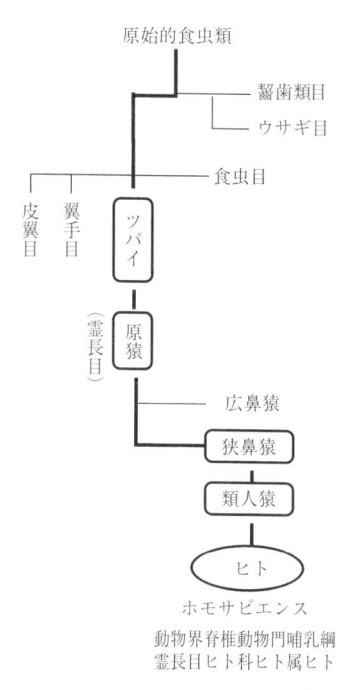

図 8.1 霊長類の祖先

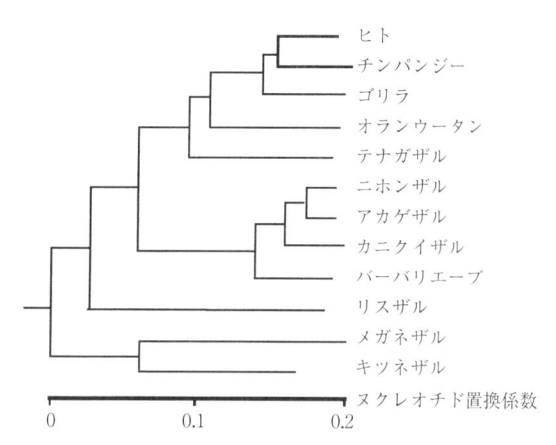

図 8.2 霊長類のミトコンドリアDNAの塩基配列の比較
（江原編, 1990を著者修正）

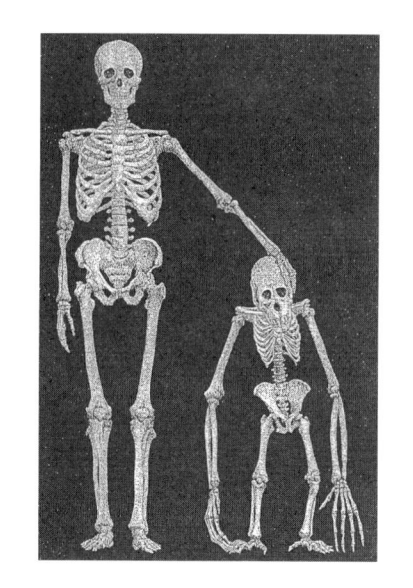

図 8.3 ヒトとチンパンジーの骨格
（「別冊サイエンス」Science Illustrated 10, 1980, 日本経済新聞社から転載.
絵：武田秀雄）

ンパンジー（chimpanzee）からヒト（hominidae）に分岐進化した（図8.1）.

ヒトとチンパンジーのデオキシリボ核酸（deoxyribonucleic acid：DNA）の塩基配列の違いは1.2％とされ，ヒトとチンパンジーはウマとシマウマより近縁であるとされている（図8.2）. つまり，ヒトに最も近い類人猿はチンパンジーで，DNAの違いから約700万年前に共通の祖先から分岐したと推定されている. しかし，サルもヒトも哺乳類に属し，霊長類であることに間違いはないが，ヒトはチンパンジーではない（図8.3）. その最も大きな違いは，直立

第 8 章　身体の構造と健康行動

```
┌─────────┐
│  類人猿  │
└─────────┘
    ギボン
    オランウータン
    ゴリラ
    チンパンジー

┌─────────┐
│  ヒト科  │
└─────────┘
```
　　サヘラントロプス・チャデンシス（猿人：700〜600万年前）
　　　　　ホモハビリス（猿人：200〜100万年前）
　　　　ホモ・エレクトス（原人：150〜50万年前）
　　ホモサピエンス・ネアンデルターレンシス（旧人：20〜3万年前）
　　　ホモ・サピエンス・サピエンス（新人類：4万年前〜現代）

図 8.4　人類の歴史

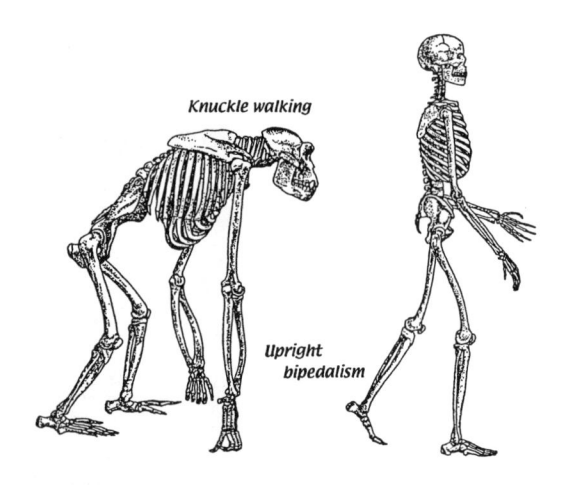

図 8.5　類人猿の四足ナックル歩行とヒトの直立二足歩行
　　　　　（保志・楢崎訳, 1993を著者修正）

二足歩行をほぼ完成させ，それが基本的な生活型として定着しているところにある．

　最古の猿人は，2001年にアフリカのチャドで発見された約700万年前のサヘラントロプス・チャデンシスとされ，直立二足歩行をしていたとされている（図8.4）．つまり，人類独特の直立二足歩行は約700万年の歴史をもつことになる．このように，ヒトは森林からサバンナへと生息地（habitat）を変えながら，サヘラントロプス・チャデンシス以来2本の足で立ち，歩くためにからだを改善進化

させ，道具を使い，火を使って，生息地を砂漠やツンドラまで広げ，現在に至るまで約700万年の歴史を経験してきた．

つまり，ヒトは，2本の足で立って，歩いて，チンパンジーから枝分かれし，立って，歩いて生活するからだを，今から約700万年前からつくってきたのである（図8.5）．

(1) 直立二足歩行への進化

直立二足歩行への進化は一体何のためであったのか．

移動するスピードの点では，直立二足歩行は四足性よりも劣る．したがって，スピードのために進化したとは考えられない（図8.6）．では，直立二足歩行の生物学的利点は何であったのか．一つは歩行効率説であり，劣化する食物環境を生き延びるために，エネルギー効率がよく，広い範囲を動きまわるために進化させたという説である（図8.7）．この説は，よく歩ける狩猟者が優れた狩猟者であり，狩猟が歩行を淘汰し，生理学的に効率的な歩行に適したからだの構造と機能を進化させたという考えである．もう一つは食物運搬説である．この説は，自由にな

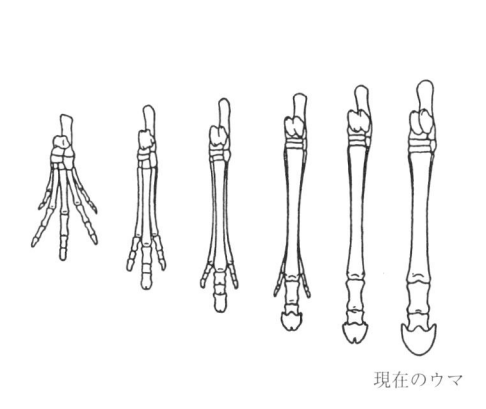

図8.6 ウマの足の進化
（水野，1984を著者修正）

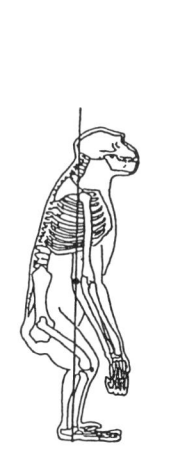

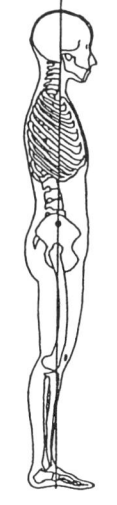

図8.7 チンパンジーとヒトの直立姿勢
（岡田ら，1983を著者修正）

った手（前肢）で食物を採取し，安全な場所に運搬して，分け合って食べることを可能にするために，二足歩行を進化させたという考えである．

いずれにしても，直立二足歩行は生活のための進化であった．したがって，より効率的に歩くために，からだの構造と機能を改善進化させ，移動（locomotion）から解放された手（特に，手指）の運動が器用性を高めることによって，その刺激が大脳にフィードバック（feedback）されて連合領は発達し（大脳化：encephalization），道具の使用や製作などといった文化・文明，ひいては今日の機械文明を創造したのである．

ここでは，ヒトの生活の基本型として定着した直立二足歩行に適応したからだの特徴を述べる．

（2）把握性を犠牲にし，強固になった足

ヒトの足は，ヒト以外にもたないまったく独特のものであり，二足歩行のために把握性を犠牲にして狭小化と短小化および強固化の方向に進化し，三次元のアーチ構造をもった．類人猿の足は，手と同様に親指が他の指から離れ，物をつかむ機能をもっている（図8.8）．ヒトの足は，親指が他の4本の指と並んで前を向き，物をつかむのに適した構造を犠牲にしている．まさに，ヒトの足は歩くための足になっている．

足の骨格は，指骨，中足骨，楔状骨，立方骨，舟状骨，距骨，踵骨など，26個の骨で構成されており，手の骨格も同じ数の骨で構成されているが，形のうえでは非常に異なる（図8.9）．手の骨関節は，相対する面が球形か楕円面のような曲面をして，あらゆる器用な運動ができる万能関節である．それに対して，足の関節面は，平面か多少うねりをもつ程度で，むしろ運動を妨害する性質をもっている．つまり，手の関節は器用な指の動きを可能にし，足の関節は多様な指の運動を犠牲にして，直立姿勢でかかる上からの重量に耐えられる関節になっている．

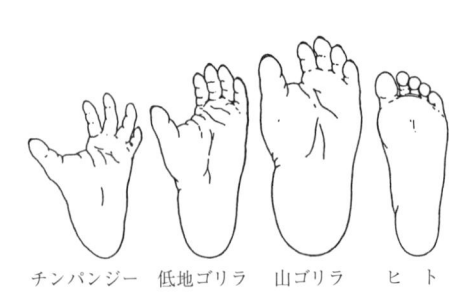

図 8.8 類人猿の足とヒトの足
（水野，1984 を著者修正）

8.2 直立二足姿勢と直立二足歩行に適応したからだ

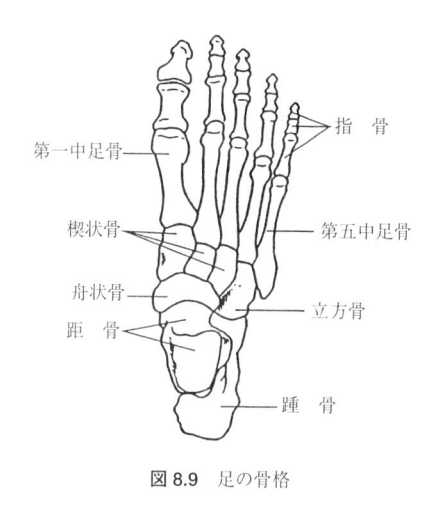

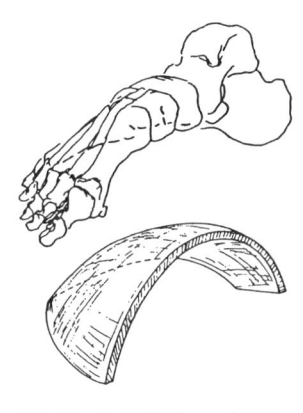

図 8.9 足の骨格

図 8.10 足の三次元アーチ構造
（水野，1984 を著者修正）

　ヒトの足を形づくっている構造は，二次元のアーチではなく，三次元の立体構造をしている（図 8.10）．このアーチ構造は，歩いたり，走ったり，凹凸の激しい地面に対しても重心の位置を調節したり，あらゆる運動に対しても調節機能を果たす重要な役割をもっている．しかも，このアーチは，幼児から成人へと体重が着実に増加したり，起立時間幅が大きくなるにつれて強化される．

(3) 脚筋，骨盤，脊柱，胸郭の適応

　直立二足姿勢をとるとき，大腿の後ろ側の筋肉（大腿屈筋群：大腿二頭筋，半腱様筋，半膜様筋）や下腿の後ろ側の筋肉（下腿屈筋群：腓腹筋，ヒラメ筋）が働く．特に，下腿では長時間膝を伸ばして立ち続けても疲れないヒラメ筋が強く働く（図 8.11）．また，ヒトが歩く場合，臀部，大腿部，下腿部の筋肉が複雑に働き，特に，大臀筋，大腿前面の大腿伸筋群（大腿四頭筋：大腿直筋，三つの広筋）とヒラメ筋が強く働く．したがって，二足姿勢と二足歩行を円滑に行うため，ヒトはこれらの筋肉をサル以上に発達させている．

　このように，二足姿勢と二足歩行のために大きく発達した筋は，その筋を付着させる部分を大きく拡大させる必要がある．その代表的な部分が骨盤や大腿骨，脛骨などである．霊長類の骨盤は，からだが大きくなるにつれて腸骨翼が

第 8 章　身体の構造と健康行動

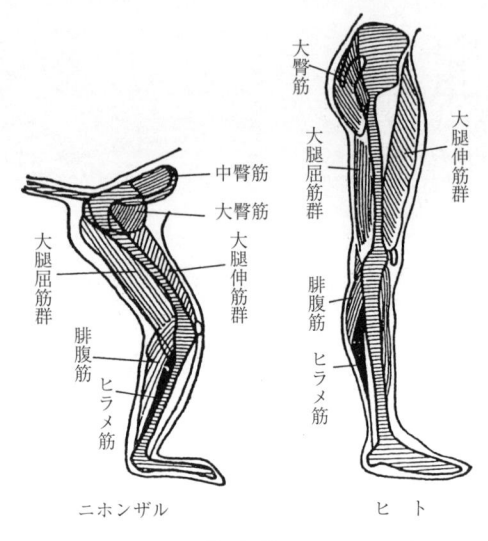

図 8.11　脚筋の比較
（今西ら，1989 を著者修正）

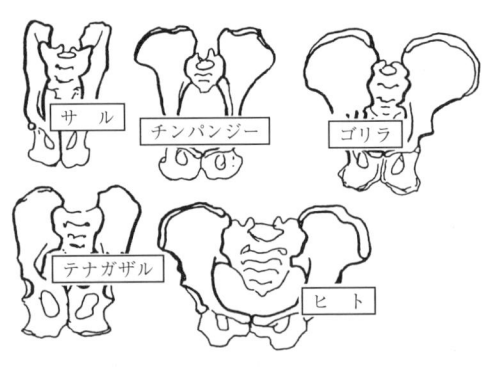

図 8.12　腸骨翼の広がり
（水野，1984 を著者修正）

左右に大きく広がる（図 8.12）．しかし，からだの大きなゴリラと比較しても，ヒトの腸骨翼の広がりは大きい．このようなヒトにおける大きな腸骨翼の広がりは，骨盤が生活のなかでの起立時間の拡大から，上半身の重量を支える中心でもあり，二足姿勢と二足歩行のために大きく発達した筋群を付着させるための適応でもある．

8.2 直立二足姿勢と直立二足歩行に適応したからだ

　ヒトの脊柱は，二足歩行時，着地による衝撃が脳を直撃しないようS字状に湾曲してバネの役割をもっている（図8.13）．また，脊柱は，環椎から第五腰椎まで，下にいくほど大きくなり，上からの重量に耐えるようにできている．一方，胸部脊柱の後湾は大きく，重要な臓器を収納するための大きなスペースをつくり出している．

　二足歩行への進化がもつ重大な意味の一つに，腕（前肢）の locomotion からの解放がある．一般に，哺乳類の胸郭横断面は縦径が長く，ヒトでは横径のほうが広い（図8.14）．このことが二足姿勢時における前後のバランスをとりやすくしている．また，ヒトの胸郭は扁平になり，肩甲骨が背中のほうに移動して腕の運動範囲を非常に広くしている．同時に，このことが手指の器用性を高め，特に親指と他の4本の指が向かい合う拇指対向性（opposability）を獲得し，手指からの刺激が大脳へ feedback され encephalization へと進化させた．つまり，ヒトは二足性を獲得して手を自由にし，今日の文明を築いたのである．

　このように，ヒトのからだのあらゆる構造は，直立二足姿勢と直立二足歩行に適応すべくつくられている．しかしその反面，脳貧血，鬱血，痔，難産，ぎっくり腰，胃下垂などの弊害を受けることにもなった．

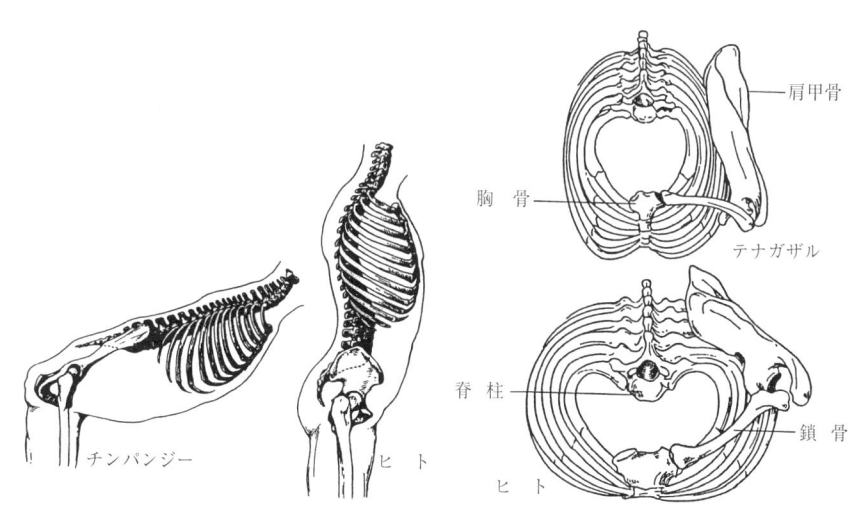

図8.13　脊柱の湾曲

図8.14　胸郭横径の広がり
（江原編，1990を著者修正）

8.3 歩かないヒトの健康危機

　直立二足歩行への適応は，狩猟・採集民としての生活行動のなかでの起立時間幅の広がりから生じたヒト独特のものである．換言すると，ヒトのからだは，狩猟・採集民としての生活行動に適応した「二足姿勢と二足歩行」のための解剖学的構造と生理学的機能をもった．少なくとも，旧人類ネアンデルタール以降は安定進化に入っているとすると，現代人のからだも狩猟・採集民であった祖先のからだと同一の構造と機能をもっている．

　早期縄文時代人と現代人の脛骨断面を比較すると，現代人の断面は三角柱の形をし，古代人のそれは後方に骨稜ができて菱形をしている（図8.15）．古代人のように後方に骨稜が発達することは，大きな筋の付着を可能にしている．このことは，古代人の下腿筋，特に前脛骨筋や腓腹筋が現代人より大きかったことを示している．また，縄文晩期人と現代人の足形を比較すると，古代人の足は前方が大きく発達した扇形をしており，現代人の足は後方の踵の部分が大きくなっている（図8.16）．このことから，古代人と現代人の姿勢，特に歩行の様子を想像すると，足全体が扇形で，足の前方が発達した古代人は，力強い踏み出し，活発な歩行を繰り返していたであろうことが想像できる．逆に踵が大きい現代人は，からだの重心が後方にかかり，反り身になって緩慢な動きしか想像できない．

　今から50～60年前まで，日本人は1回の移動に3～4km（約5700歩）の

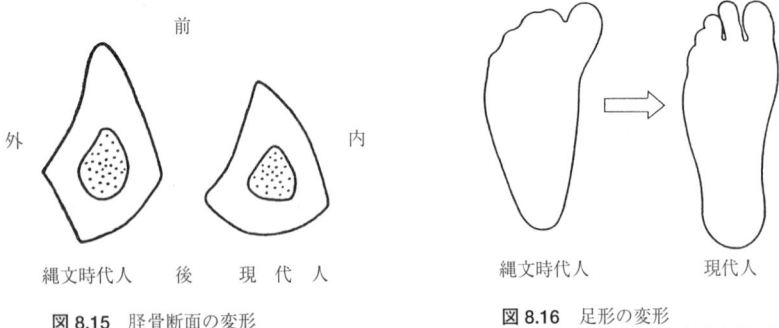

図 8.15 脛骨断面の変形
（鈴木，1985を著者修正）

図 8.16 足形の変形
（平沢，1988を著者修正）

8.3 歩かないヒトの健康危機

距離を歩く生活が普通であった．しかし，現代では，歩くか乗り物に乗るかの臨界距離が500 m（約700歩）だとされている．日本人の1日の平均歩数（2001年）は，男性で8 042歩，女性で7 319歩である（図8.17）．したがって，1日に全体で歩く距離は約5〜6 km程度である．

　二足歩行は，人間環境がどんなに便利になっても，ヒトの生活行動の基本である．「歩くヒト」がヒトの普通の状態であるが，現代社会では「歩かないヒト」が普通の状態になってしまった．古代人と身体の構造が変わらない「歩かないヒト」である現代人の日常における生活行動の総量では，身体機能を正常に維持することができない．つまり，「歩かないヒト」の増加と「歩くヒト」の減少は，生物としてのヒトの身体的機能を正常に保つためにも，何らかの方法で運動不足を補わなければならないことを示している．

　厚生労働省は，20歳代の人で，1週間の合計運動時間として180分（心拍数130拍程度）を目標にすべきであると推奨している．これを歩行運動に置き換えて計算してみる．歩行運動は，分速100 m（1分間に130歩前進）とし，歩行時間は，1週間180分の合計運動時間を3等分して1日60分とする．1回に歩く距離は6 000 mとなり，約7 000歩となる．30歩で1 kcal消費されるとすると，この歩行運動だけでも260 kcalものエネルギーが消費されることになる．

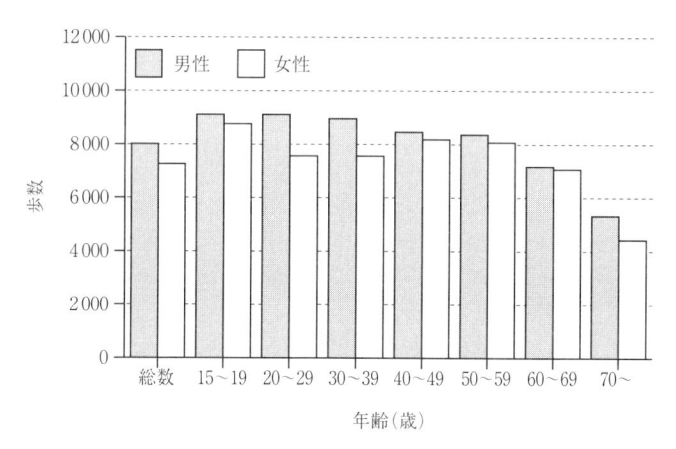

図8.17 日本人1日の平均歩数
（健康・栄養情報研究会編，2001を著者修正）

第8章　身体の構造と健康行動

　ラテン語の諺に,「困難な事態は歩くことによって解決される」という意味をもつ「solvitur ambulando」がある.まさに,歩くという身体運動は,ヒトとしての身体機能を正常に維持し,身体を強健にし,精神を清らかにし,知的生産能力を高めるすばらしい健康行動なのである.

■参考・引用文献

第 1 章

1) Behnke et al.（1942）: The specific gravity of healthy men. J Am Med Assoc. 118 : 495-498.
2) Benjamin（1914）: Der eiweissnahrschaden des sauglings, Zeitschrift fur Kinderheikunde. 10 : 185-302.
3) Bischoff（1863）: Einige gewichts-und trocken-bestimmungen der organe des menschlichen korpers. Zeitschrift fur Rationelle Medizin. 20 : 75-118.
4) Brozek & Keys（1951）: The evaluation of leanness-fatness in man : norms and interrelationships. Br J Nutr. 5 : 194-206.
5) Brozek et al.（1963）: Densitometric analysis of body composition : revision of some quantitative assumption. Ann NY Acad Sci. 110 : 113-140.
6) Camerer & Soldner（1900）: Die chemische zusammensetzung des neugeborenen. Zeitshrift fur Biologie. 39 : 173-192.
7) Cathcart（1907）: Uber die zusammensetzung des hugerharns. Biochemische Zeitschrift. 6 : 109-148.
8) Darrow et al.（1949）: Disturbances of water and electrolytes in infantile diarrhea. Pediatrics. 3 : 129-156.
9) Darrow & Hellerstein（1958）: Interpretation of certain changes in body water and electrolytes. Physiol Rev. 38 : 114-137.
10) Durnin & Womersley（1974）: Body fat assessed from total body density and its estimation from skinfold thickness : measurements on 481 men and women aged from 16 to 72 years. Br J Nute. 32 : 77-97.
11) Edwards（1950）: Observation on the distribution of subcutaneous fat. Clin Sci. 9 : 259-270.
12) Fehling（1876）: Beitrage zur physiologie des placentaren stoffverkehrs. Archiv fur Gynakologie. 11 : 523-557.
13) Forbes et al.（1961）: Estimation of total body fat from potassium-40 content. Science. 133 : 101-102.
14) Forbes & Bruining（1976）: Urinary creatinine excretion and lean body mass. Am J Clin Nutr. 29 : 1359-1366.
15) Gamble et al.（1953）: Chloride, bromide, sodium, and sucrose spaces in man. J Clin Invest. 32 : 483-489.
16) Gurney & Jelliffe（1973）: Arm anthropometry in nutritional assessment : nomogram for rapid calculation of muscle circumference and cross-sectional muscle and fat areas. Am J Clin Nutr. 26 : 912-915.
17) Hastings & Eichelberger（1937）: The exchange of salt and water between muscle and

blood. J. Biol. Chem. 117 : 73-93.
18) Heymsfield et al. (1982) : Muscle mass : reliable indicator of protein-energy malnutrition severity and outcome. Am J Clin Nutr. 35 : 1192-1199.
19) Heymsfield et al. (1991) : Chemical and elemental analysis of humans in vivo using improved body composition models. Am J Physiol. 261 : E190-E198.
20) Iob & Swanson (1938) : Mineral growth. Growth. 2 : 252-256.
21) Katz (1896) : Die mineralischen bestandtheile des muskelfleisches. Arch fur die Gessamte Physiologie des Menschen und der Thiere. 63 : 1-85.
22) Keith et al. (1915) : A method for the determination of plasma and blood volume. Arch Internal Med. 16 : 547-576.
23) Keys & Brozek (1953) : Body fat in adult man. Physiol Rev. 33 : 245-345.
24) 小宮秀一 (1998) : 身体組成に関する研究史と研究分野. 健康科学. 20 : 1-8.
25) Lapidus et al. (1984) : Distribution of adipose tissue and risk of cardiovascular disease and death : a 12 year follow up of participants in the population study of women in Gothenburg, Sweden. Br Med J. 289 : 1257-1261.
26) Larsson et al. (1984) : Abdominal adipose tissue distribution, obesity, and risk of cardiovascular disease and death : 13 year follow up of participants in the study of men born in 1931. Br Med J. 288 : 1401-1404.
27) Lawes & Gilbert (1859) : Experimental inquiry into the composition of some of the animal fed and slaughtered as human food. Philosophical Transactions of the Royal Society of London. 149 : 493-680.
28) Matiegka (1921) : The testing of physical efficiency. Am J Physiol Anthrop. 4 : 223-230.
29) Moore (1946) : Determination of total body water and solids with isotopes. Science. 104 : 157-160.
30) Moulton (1923) : Age and chemical development in mammals. J Biol Chem. 57 : 79-97.
31) Nagamine & Suzuki (1964) : Anthropometry and body composition of Japanese young men and women. Hum Biol. 36 : 8-15.
32) Osserman et al. (1950) : In vivo measurement of body fat and body water in a group of normal men. J Appl Physiol. 2 : 633-639.
33) Pace & Rathbun (1945) : Studies on body composition. III. The body water and chemically combined nitrogen content in relation to fat content. J Biol Chem. 158 : 685-691.
34) Rathbun & Pace (1945) : Studies on body composition. I. The determination of total body fat by means of the body specific gravity. J Biol Chem. 158 : 667-676.
35) Schutte et al. (1981) : Total plasma creatinin : an accurate measure of total striated muscle. J Appl Physiol. 51 : 762-766.
36) Shaffer & Coleman (1909) : Protein metabolism in typhoid fever. Arch Internal Med. 4 : 538-600.
37) Sievert (1951) : Measurements of gamma radiation from the human body. Archv Fysik. 3 :

337-346.
38) Soberman et al. (1949) : The use of antipyrine in the measurement of total body water in man. J Biol Chem. 179 : 31-42.
39) Steinkamp et al. (1965) : Measures of body fat and related factors in normal adults- II : a simple clinical method to estimate body fat and lean body mass. J Chronic Diseases. 18 : 1291-1307.
40) Urey et al. (1932) : A hydrogen isotope of mass 2 and its concentration. Phys Rev. 40 : 1-15.
41) Voit (1901) : Die bedeutung des korperfettes fur die eiweisszersetzung des hungernden tieres. Zeitschrift fur Biologie. 41 : 502-549.
42) von Bezold (1857) : Untersuchungen uber die vertheilung von wasser, organischer materie und anorganischen verbindungen im thierreiche. Zeitschrift fur Wissenschaftliche Zoologie. 8 : 487-524.
43) von Hevesy & Hofer (1934) : Die verweilzeit des wassers im menschlichen korper, untersucht mit hilfe von "schwerem" wasser als indicator. Klinische Wochenschrift. 13 : 1524-1526.
44) Wang et al. (1992) : The five-level model : a new approach to organizing body-composition research. Am J Clin Nutr. 56 : 19-28.

第2章

1) Akers & Buskirk (1969) : An underwater weighing system utilizing "force cube" transducers. J Appl Physiol. 26 : 649-652.
2) Anderson & Langham (1959) : Average potassium concentration of the human body as a function of age. Science. 130 : 713-714.
3) Baumgartner et al. (1990) : Bioelectrical impedance for body composition. Exerc Sport Sci Rev. 18 : 193-224.
4) Baumgartner et al. (1991) : Body composition in elderly people : effect of criterion estimates on predictive equations. Am J Clin Nutr. 53 : 1345-1349.
5) Behnke et al. (1942) : The specific gravity of healthy men. J Am Med Assoc. 118 : 495-498.
6) Borkan et al. (1983) : Relationships between computed tomography tissue areas, thicknesses and total body composition. Ann Hum Biol. 10 : 537-546.
7) Brozek et al. (1963) : Densitometric analysis of body composition : revision of some quantitative assumption. Ann NY Acad Sci. 110 : 113-140.
8) Cornish et al. (1993) : Improved prediction of extracellular and total body water using impedance loci generated by multiple frequency bioelectrical impedance analysis. Physics Med Biol. 38 : 337-346.
9) Cullum & Ryder (1989) : A new method for the measurement of bone density. Br J Radiol. 62 : 587-592.

参考・引用文献

10) Durnin & Womersley (1974) : Body fat assessed from total body density and its estimation from skinfold thickness : measurements on 481 men and women aged from 16 to 72 years. Br J Nutr. 32 : 77-97.
11) Edwards (1950) : Observations on the distribution of subcutaneous fat. Clin Sci. 9 : 259-270.
12) Guo et al. (1987) : Body composition predictions from bioelectric impedance. Hum Biol. 59 : 221-234.
13) Fomon et al. (1982) : Body composition of reference children from birth to age 10 years. Am J Clin Nutr. 35 : 1169-1175.
14) Forbes & Lewis (1956) : Total sodium, potassium and chloride in adult man. J Clin Invest. 35 : 596-600.
15) Forbes et al. (1961) : Estimation of total body fat from potassium-40 content. Science. 133 : 101-102.
16) Forbes et al. (1988) : Arm muscle plus bone area : anthropometry and CAT scan compared. Am J Clin Nutr. 47 : 929-931.
17) Knight et al. (1986) : Body composition of two human cadavers by neutron activation and chemical analysis. Am J Physiol. 250 : E179-E185.
18) Komiya et al. (1981) : Determination of the total body water by D_2O dilution using urine samples and infrared spectrophotometry. 体育学研究. 26 : 161-167.
19) 小宮秀一ら (1981)：体脂肪率 (% Fat) 推定法の比較. 体力科学. 30 : 277-284.
20) 小宮秀一・千綿俊機 (1986)：体組成の変化量を推定するための皮脂厚法と体水分法の比較. 体力科学. 35 : 39-46.
21) Komiya & Masuda (1990) : Estimation of human body composition by bioelectrical impedance measurements - Equation for estimating total body water in Japanese subjects -. Jpn J Phys Fitness Sports Med. 39 : 53-59.
22) 小宮秀一 (1991)：身体組成の推定法を考える. Ann Physiol Anthrop. 10 : 3-17.
23) Komiya et al. (1992) : Validity of bioelectrical impedance measurement for determining changes in human body composition during weight reduction. Jpn J Phys Fitness Sports Med. 41 : 576-585.
24) 小宮秀一 (1997)：日本人の体組成. 健康科学. 19 : 1-13.
25) Komiya et al. (2002) : Models for human body composition analysis and basic concepts underlying the generation of predictive equations. J Health Sci. 24 : 1-9.
26) Kushner (1992) : Bioelectric impedance analysis : a review of principles and applications. J Am College Nutr. 11 : 199-209.
27) Kushner & Schoeller (1986) : Estimation of total body water by bioelectrical impedance analysis. Am J Clin Nutr. 44 : 417-424.
28) Kvist et al. (1988) : Total and visceral adipose tissue volumes derived from measurements with computed tomography in adult men and women : predictive equations. Am J Clin

Nutr. 48 : 1351-1361.
29) Lohman et al. (1975) : Prediction of lean body weight in young boys from skinfold thickness and body weight. Hum Biol. 47 : 245-262.
30) Lukaski et al. (1985) : Assessment of fat free mass using bioelectric impedance measurements of the human body. Am J Clin Nutr. 41 : 810-817.
31) Lukaski et al. (1986) : Validation of tetrapolar bioelectrical impedance method to assess human body composition. J Appl Physiol. 60 : 1327-1332.
32) Lukaski (1987) : Methods for the assessment of human body composition : traditional and new. Am J Clin Nutr. 46 : 537-556.
33) McDougall & Shizgall (1986) : Body composition measurements from whole body resistance and reactance. Surgical Forum. 36 : 42-44.
34) Mitchell et al. (1945) : The chemical composition of the adult human body and its bearing on the biochemistry of growth. J Biol Chem. 158 : 625-637.
35) Nagamine & Suzuki (1964) : Anthropometry and body composition of Japanese young men and women. Hum Biol. 36 : 8-15.
36) Pace & Rathbun (1945) : Studies on body composition, III. The body water and chemically combined nitrogen content in relation to fat content. J Bio Chem. 158 : 685-691.
37) Ross et al. (1992) : Quantification of adipose tissue by MRI : relationship with anthropometric variables. J Appl Physiol. 72 : 787-795.
38) Roubenoff et al. (1993) : Use of dual-energy x-ray absorptiometry in body composition studies : not yet a "gold standard". Am J Clin Nutr. 58 : 589-591.
39) Sasser et al. (1993) : Monitoring of segmental intra- and extracellular volume changes using electric impedance spectroscopy. J Appl Physiol. 74 : 2180-2187.
40) Seidell et al. (1987) : Assessment of intra-abdominal and subcutaneous abdominal fat : relation between anthropometry and computed tomography. Am J Clin Nutr. 45 : 7-13.
41) Sjostrom et al. (1986) : Determination of total adipose tissue and body fat in women by computed tomography, ^{40}K, and tritium. Am J Physiol. 250 : E736-E745.
42) Tokunaga et al. (1983) : A novel technique for the determination of body fat by computed tomography. Int J Obes. 7 : 437-445.
43) Ube & Komiya (1999) : Determination of total body water by deuterium oxide dilution using fourier transform infrared analysis of urine samples. Jpn J Fitness Sports Med. 48 : 219-226.
44) Wilmore (1969) : A simplified method for determination of residual lung volumes. J Appl Physiol. 27 : 96-100.

第 3 章

1) Ballor & Keesey (1991) : A meta-analysis of the factor affecting exercise-induced changes in body mass, fat mass and fat-free mass in males and females. Int J Obes. 15 : 717-726.

2) Forbes & Lewis (1956) : Total sodium, potassium and chloride in adult man. J Clin Invest. 35 : 596-600.
3) Hirsch & Han (1969) : Cellularity of rat adipose tissue : effects of growth, starvation, and obesity. J Lipid Res. 10 : 77.
4) Kohrt et al. (1992) : Body composition of healthy sedentary and trained, young and older men and women. Med Sci Sports Exerc. 24 : 832-837.
5) 小宮秀一・藤野武彦 (1984) : 日本人高齢者の体脂肪分布. 人類誌. 92 : 295-302.
6) 小宮秀一 (1991) : 身体組成の推定法を考える. Ann Physiol Anthrop. 10 : 3-17.
7) Komiya et al. (1992) : Age-related changes in body fat distribution in middle-aged and elderly Japanese. J Anthrop Soc Nippon. 100 : 161-169.
8) Knittle & Hirsch (1968) : Effect of early nutrition on the development of rat epididymal fat pads : cellularity and metabolism. J Clin Invest. 47 : 2091.
9) Leonard et al. (1983) : Quantitation of tissue loss during prolonged space flight. Am J Clin Nutr. 38 : 667-679.
10) Pitts et al. (1983) : Effects of weightlessness on body composition in the rat. Am J Physiol. 244 : R332-R337.
11) Ravussin & Bogardus (1989) : Relationship of genetics, age, and physical fitness to daily energy expenditure and fuel utilization. Am J Clin Nutr. 49 : 968-975.
12) 下村伊一郎・松沢佑次 (1995) : 肥満症と運動. からだの科学. 184 : 85-90.
13) Wang et al. (1992) : The five-level model : a new approach to organizing body-composition research. Am J Clin Nutr. 56 : 19-28.

第4章

1) Barlett et al. (1991) : Fat-free mass in relation to stature : rations of fat-free mass to height in children, adults, and elderly subjects. Am J Clin Nutr. 53 : 1112-1116.
2) Forbes & Lewis (1956) : Total sodium, potassium and chloride in adult man. J Clin Invest. 35 : 596-600.
3) Forbes (1990) : The abdominal : hip ratio. Normative data and observation on selected patients. Int J Obes. 14 : 149-157.
4) 平本嘉助 (1981) : 骨からみた日本人身長の移り変わり. 考古学ジャーナル. 197 : 24-28.
5) Katch et al. (1973) : Maximal oxygen intake, endurance running performance, and body composition in college women. Res Quart. 44 : 301-312.
6) 小宮秀一ら (1996) : 青年期における低体重女性の身体組成と身体機能. 健康科学. 18 : 13-20.
7) 小宮秀一 (1997) : 日本人の体組成. 健康科学. 19 : 1-13.
8) Rico et al. (1994) : The four-compartment models in body composition : data from a study with dual-energy X-ray absorptiometry and near-infrared interactance on 815 normal subjects. Metabolism. 43 : 417-422.

9) Rosenfalck et al. (1996) : Body composition in normal subjects : relation to lipid and glucose variables. Int J Obes. 20 : 1006-1013.
10) Wang et al. (1994) : Asians have lower body mass index (BMI) but higher percent body fat than do whites : comparison of anthropometric measurements. Am J Clin Nutr. 60 : 23-28.
11) Wardle et al. (1996) : Body fat distribution in South Asian women and children. Int J Obes. 20 : 267-271.

第5章

1) Alfidi et al. (1975) : Experimental studies to determine application of CAT scanning to the human body. Am J Roentgenol. 124 : 199-207.
2) Ashwell et al. (1985) : Obesity : new insight into the anthropometric classification of fat distribution shown by computed tomography. Br Med J. 290 : 1692-1694.
3) Bray (1989) : Classification and evaluation of the obesities. Med Clin North Am. 73 : 161-184.
4) Buskirk (1974) : Obesity : a brief overview with emphasis on exercise. Federation Proceedings. 33 : 1948-1951.
5) Despres et al. (1991) : Estimation of deep abdominal adipose tissue anthropometric measurements in men. Am J Clin Nutr. 54 : 471-477.
6) Ferland et al. (1989) : Assessment of adipose tissue distribution by computed axial tomography in obese women : association with body density and anthropometric measurements. Br J Nutr. 61 : 139-148.
7) Freedman et al. (2001) : BMI rebound, childhood height and obesity among adults : the Bogalusa Heart Study. Int J Obes. 25 : 543-549.
8) Houmard et al. (1991) : An evaluation of waist to hip ratio measurement methods in relation to lipid and carbohydrate metabolism in men. Int J Obes. 15 : 181-188.
9) Huenemann et al. (1966) : Adolscent food practices associated with obesity. Federation Proceedings. 25 : 4-10.
10) James et al. (1988) : Definition of chronic energy deficiency in adults. Report of a working party of the International Dietary Energy Consultative Group. Eur J Clin Nutr. 42 : 969-981.
11) Kaplan (1989) : The Deadly Quartet : upper body obesity, glucose intolerance, hypertriglyceridemia, and hypertension. Arch Intern Med. 149 : 1514-1520.
12) Koester et al. (1992) : Estimation of computerized tomography derived abdominal fat distribution. Int J Obes. 16 : 543-554.
13) 小宮秀一ら (1984):コンピュータ断層 (CT) 法による体幹局部脂肪組織量の測定. 生理人類誌. 3 : 207-210.
14) 小宮秀一・吉川和利 (1985):日本人男子の体脂肪率 (% Fat) 推定式. 体力科学. 34 : 259-268.

参考・引用文献

15) 小宮秀一ら（1992）：肥満判別のための BMI 再評価の試み. 栄養学雑誌, 50：219-226.
16) Komiya et al. (1992) : Age-related changes in body fat distribution in middle-aged and elderly Japanese. J Anthrop Soc Nippon. 100：161-169.
17) Komiya et al. (1994) : Reassessment of body mass index for screening obesity- Association of BMI and WHR with metabolic features in Japanese women. Jpn J Phys Fitness Sports Med. 41：576-585.
18) 小宮秀一（1996）：肥満の指標と身体組成. 診断と治療. 84：967-972.
19) Krotkiewski et al. (1983) : Impact of obesity on metabolism in men and women. J Clin Invest. 72：1150-1162.
20) Kvist et al. (1988) : Total and visceral adipose tissue volumes derived from measurements with computed tomography in adult men and women : predictive equations. Am J Clin Nutr. 48：1351-1361.
21) Lapidus et al. (1984) : Distribution of adipose tissue and risk of cardiovascular disease and death : a 12 year follow up of participants in the population study of women in Gothenburg, Sweden. Br Med J. 289：1257-1261.
22) Larsson et al. (1984) : Abdominal adipose tissue distribution, obesity, and risk of cardiovascular disease and death : 13 year follow up of participants in the study of men born in 1913. Br J Med. 288：1401-1404.
23) Neel (1962) : Diabetes mellitus : a "thrifty" genotype rendered detrimental by "progress"? Am J Hum Genet. 14：353-362.
24) 大野誠・池田義雄（1982）：肥満と疾患. からだの科学. 105：82-87.
25) Reaven (1988) : Role of insulin resistance in human disease. Diabetes. 37：1595-1607.
26) Rolland-Cachera et al. (1987) : Tracking the development of adiposity from one month of age to adulthood. Ann Hum Biol. 14：219-229.
27) 下村伊一郎・松沢佑次（1995）：肥満症と運動. からだの科学. 184：85-90.
28) Sjostrom & Kvist (1988) : Regional body fat measurements with CT-scan and evaluation of anthropometric prediction. Acta Med Scand（suppl.）. 723：169-177.
29) Tokunaga et al. (1991) : Ideal body weight estimated from the body mass index with the lowest morbidity. Int J Obes. 15：1-5.
30) 宇部一・小宮秀一（1997）：日本肥満学会方式による肥満の判定基準別にみた体組成. 精華女子短大紀要. 23：41-50.

第 6 章

1) Buskirk & Taylor (1957) : Maximal oxygen intake and its relation to body composition, with special reference to chronic physical activity and obesity. J Appl Physiol. 11：72-78.
2) Dill et al. (1972) : Body composition and aerobic capacity of youth of both sexes. Med Sci Sports. 4：198-204.
3) Forbes & Lewis (1956) : Total sodium, potassium and chloride in adult man. J Clin Invest.

35 : 596-600.
4) Freedson et al. (1983) : Physique, body composition, and psychological characteristics of competitive female body builders. Phys Sportsmed. 11 : 85-93.
5) Frish & McArthur (1974) : Menstrual cycles : fatness as a determinant of minimum weight for height necessary for their maintenance or onset. Science. 185 : 949-951.
6) Hart et al. (1989) : The measurement of social physique anxiety. J Sport Exer Psychol. 11 : 94-104.
7) 今井克己ら (1994) : 青年期女子の体型誤認識と"やせ志向"の実態. 栄養学雑誌. 52 : 75-82.
8) Katch & Katch (1984) : The body composition profile : techniques of measurement and applications. Clin Sports Med. 3 : 31-63.
9) 北川薫ら (1974) : 最大酸素摂取量の規定因子としての除脂肪体重の検討. 体力科学. 23 : 96-100.
10) Kitagawa et al. (1977) : Maximal oxygen uptake, body composition, and running performance in young Japanese adults of both sexes. 体育学研究. 21 : 335-340.
11) Komiya et al. (1995) : Body composition and hematological profiles of the underweight female. Adv Exerc Sports Physiol. 1 : 31-37.
12) 小宮秀一ら (1996) : 青年期における低体重女性の身体組成と身体機能. 健康科学. 18 : 13-20.
13) 岡田宣子 (1990) : 母と娘の体つきの意識. 日本家政学会誌. 41 : 867-783.
14) Schindler et al. (1972) : Conversion of androstenedione to estrone by human fat tissue. J Clin Endocrinol Metab. 35 : 627-630.
15) Storz (1982) : Body weight concepts of adolescent girls in the home economics classroom. J Home Econ. 74 : 41-43.
16) Warren (1980) : The effects of exercise on pubertal progression and reproductive function. J Clin Endocrinol Metab. 51 : 1150-1157.
17) Welch et al. (1958) : Relationship of maximal oxygen consumption to various components of body composition. J Appl Physiol. 12 : 395-398.

第7章

1) Ahima et al. (1996) : Role of leptin in the neuroendocrine response to fasting. Nature. 382 : 250.
2) Bray (1996) : Leptin and leptinomania. Lancet. 348 : 140.
3) Campfield et al. (1995) : Recombinant mouse OB protein : evidence for a peripheral signal linking adiposity and central neural networks. Science. 269 : 546-549.
4) Caro et al. (1996) : Leptin. The tale of an obesity gene. Diabetes. 45 : 1455-1462.
5) Coleman (1973) : Effects of parabiosis of obese with diabetes and normal mice. Diabetologia. 9 : 294-298.

参考・引用文献

6) Friedman (1998) : Leptin, leptin receptors, and the control of body weight. Nutr Rev. 56 : S38-S46.
7) Halaas et al. (1995) : Weight-reducing effects of the plasma protein encoded by the obese gene. Science. 269 : 543-546.
8) Han & Liu (1966) : Obesity and impaired growth of rat force fed 40 days after hypothalamic lesions. Am J Physiol. 211 : 229-231.
9) Henry & Emery (1986) : Effect of spiced food on metabolic rate. Hum Nutr Clin Nutr. 40C : 165-168.
10) Kawada et al. (1986) : Capsaicin-induced beta-adrenergic action on energy metabolism in rats : influence of capsaicin on oxygen consumption, the respiratory quotient, and substrate utilization. Proc Soc Exp Biol Med. 183 : 250-256.
11) 小宮秀一ら (1991) : 日韓青年女子の身体組成と栄養状態の比較. 健康科学. 13 : 123-131.
12) Masuzaki et al. (1997) : Nonadipose tissue production of leptin : leptin as a novel placenta-derived hormone in humans. Nature Med. 3 : 1029-1033.
13) Neel (1962) : Diabetes mellitus : a "thrifty" genotype rendered detrimental by "progress"? Am J Hum Genet. 14 : 353-362.
14) Pelleymounter et al. (1995) : Effects of the obese gene product on body weight regulation in *ob/ob* mice. Science. 269 : 540-543.
15) Watanabe et al. (1987) : Capsaicin, a pungent principle of hot red pepper, evokes catecholamine secretion from adrenal medulla of anaesthetized rats. Biochem Biophys Res Commun. 142 : 25-264.
16) York & Bray (1972) : Dependence of hyperthalamic obesity on insulin, the pituitary and the adrenal gland. Endocrinology. 90 : 885-894.
17) Zhang et al. (1994) : Positional cloning of the mouse obese gene and its human homologue. Nature. 372 : 425-432.

第8章

1) 江原昭善 (1984) : 人類. 日本放送出版協会.
2) 保志　宏・楢崎修一郎訳 (1993) : 人類の起源と進化. てらぺいあ.
3) 今西錦司ら (1989) : 人類の誕生. 河出書房新社.
4) 香原志勢 (1975) : 人類生物学入門. 中央公論社.
5) 香原志勢・寺田和夫訳 (1987) : 人類の進化. 鹿島出版会.
6) 水野祥太郎 (1984) : ヒトの足. 創元社.
7) Napier (1967) : The antiquity of human walking. Scientific Am. 216 : 56-66.
8) 小原秀雄 (2000) : 現代ホモ・サピエンスの変貌. 朝日新聞社.
9) 鈴木　尚 (1985) : 日本人の骨. 岩波新書.
10) 東京大学身体運動科学研究室編 (2000) : スポーツ・身体運動. 東京大学出版会.
11) 渡辺　仁 (1985) : ヒトはなぜ立ちあがったか. 東京大学出版会.

■参考図書

1) 安部孝・福永哲夫（1995）：日本人の体脂肪と筋肉分布. 杏林書院.
2) 赤堀四郎・中川八郎（1978）：タンパク質栄養. 講談社.
3) 朝比奈一男ら（1982）：スポーツ生理学. 大修館書店.
4) Behnke & Wilmore（1974）: Evaluation and regulation of body build and composition. Prentice-Hall, Englewood Cliffs, New Jersey.
5) Brossi（1984）: The alkaloids. Academic Press. New York.
6) 琵琶湖長寿科学シンポジウム実行委員会（1991）：老人の食生活と栄養. 医菌薬出版.
7) Forbes（1987）: Human body composition. Springer-Verlag, New York.
8) 五明紀春ら（1996）：アプローチ 生体成分ー食物・栄養・健康の化学ー. 技報堂出版.
9) 五島雄一郎（1983）：成人病の事典, からだの科学. 日本評論社.
10) Gurr & Harwood（1991）: Lipid biochemistry. Chapman & Hall, London.
11) 池田義雄・井上修二（1993）：新版　肥満の臨床医学. 朝倉書店.
12) 井村裕夫ら（1995）：肥満症, 臨床栄養. 中山書店.
13) 岩井和夫ら（1989）：香辛料成分の食品機能. 光生館..
14) 蒲原聖可（1998）：肥満遺伝子. 講談社.
15) 蒲原聖可（1999）：肥満とダイエットの遺伝学. 朝日新聞社.
16) 蒲原聖可（2001）：ダイエットを医学する. 中央公論新社.
17) 蒲原聖可（2001）：ヒトはなぜ肥満になるのか. 岩波書店.
18) Katch & McArdle（1993）: Introduction to nutrition, exercise, and health. Lea & Febiger, Philadelphia.
19) 健康・栄養情報研究会（1999）：日本人の栄養所要量. 第一出版.
20) 健康・栄養情報研究会（2000）：国民栄養の現状. 第一出版.
21) Keys et al.（1950）: The biology of human starvation. University of Minnesota Press. Minneapolis.
22) 小宮秀一ら（1988）：体組成の科学, 朝倉書店.
23) 小宮秀一（1998）：身体組成の科学. 不昧堂出版.
24) 小宮秀一（1998）：からだにたまる脂肪の不思議. 不昧堂出版.
25) 小宮秀一（1999）：立たない・歩かない・日本人の健康. 不昧堂出版.
26) 小宮秀一（2001）：身体組成研究の基礎と応用. 大修館書店.
27) Lawrence & Tobias（1956）: Advance in biological and medical physics. Academic Press. New York.
28) Lohman et al.（1988）: Anthropometric standardization reference manual. Human Kinetics. Champaign.
29) Malina & Bouchard（1991）: Growth, maturation, and physical activity. Human Kinetics, Champaign.

参考図書

30) 日本肥満学会（1993）：肥満症　診断・治療・指導の手引き．医歯薬出版．
31) 奥田拓道（1984）：肥満．化学同人．
32) Parizkova（1977）：Body fat and physical fitness. Martinus Nijhoff. Hague.
33) Pollock et al.（1984）：Exercise in health and disease. WB Saunders. Philadelphia.
34) Roche et al.（1996）：Human body composition. Human Kinetics, Champaign.
35) Rubner（1902）：Die gesetze des energieverbrauchs bei der ernahrung. Leipzig & Vienna. Deutsch.
36) Shils & Young（1988）：Modern nutrition in health and disease. Lea & Febiger, Philadelphia.
37) 下方浩史（1993）：体脂肪分布　腹部型肥満の基礎と臨床．杏林書院．
38) Snyder et al.（1984）：Report of the task group on reference man. Pergamon Press, Oxford.
39) Stunkard（1980）：Obesity. WB Saunders Company. Philadelphia.
40) 菅野道廣ら（1986）：栄養学総論．朝倉書店．
41) 高橋信次（1983）：コンピュータ断層法．秀潤社．
42) Tobias & Lawrence（1956）：Advances in biological and medical physics. Academic. New York.
43) 問田直幹・内薗耕二編集（1977）：新生理学　下巻，医学書院．
44) von Noorden（1906）：Physiologie des stoffwechsels. Hirschwald. Berlin.
45) Yasumura et al.（1990）：In vivo body composition studies. Plenum Press. New York.

索　引

あ

アディポネクチン ……………………… 91
アデノシン三リン酸 ……………………… 53
アデノシン二リン酸 ……………………… 53
Atwater 係数 ……………………… 56
アルキメデスの原理 ……………………… 17
歩くヒト ……………………… 143

い, う

胃機能抑制ペプチド ……………………… 90
インスリン抵抗性 ……………………… 107
インピーダンス ……………………… 35
インピーダンスの測定 ……………………… 39
インピーダンスの測定装置 ……………………… 37
インピーダンス法の原理 ……………………… 35

ウエイト・トレーニング ……………………… 67
ウエスト／ヒップ比 ……………………… 77

え, お

栄研式キャリパー ……………………… 24
栄養 ……………………… 52
栄養素 ……………………… 52
X 線吸収係数 ……………………… 102
エネルギー ……………………… 53
エネルギー倹約遺伝子 ……………………… 84
エネルギー消費の増大 ……………………… 129
エネルギーの消費量 ……………………… 56

エネルギー・バランス ……………………… 58
LBM の構成比 ……………………… 78
LBM の水和定数 ……………………… 30
LBM の発育パターン ……………………… 50
LBM/BFM 比 ……………………… 80, 116

ob 遺伝子 ……………………… 127
ob/ob マウス ……………………… 127
オームの法則 ……………………… 36

か, き

開回路窒素洗い出し法 ……………………… 21
過形成性肥満 ……………………… 94
褐色脂肪細胞 ……………………… 91
活動代謝量 ……………………… 58
カプサイシン ……………………… 119
加齢に伴う LBM の変化 ……………………… 51
間接推定法 ……………………… 14

器官 ……………………… 5
希釈法 ……………………… 32
基礎代謝 ……………………… 56
キムチ ……………………… 125

け, こ

月経の周期異常 ……………………… 113
健康行動 ……………………… 133
健康行動科学 ……………………… 11
原発性肥満 ……………………… 83

索引

骨格筋 …………………………………… 5
コンピュータ・トモグラフィー ……… 102

さ

最大筋力 ………………………………… 117
最大酸素摂取量 ………………………… 117
最低体重 ………………………………… 113
細胞外液 ………………………………… 3
細胞内液 ………………………………… 3
サヘラントロプス・チャデンシス …… 136
サルの祖先 ……………………………… 134
残気量 …………………………………… 20

し，す

磁気共鳴画像法 ………………………… 15
脂質 ……………………………………… 3
死体分析 ………………………………… 13
至適体脂肪量 …………………………… 113
脂肪細胞 ………………………………… 90
脂肪細胞の過形成 ……………………… 88
脂肪細胞の数 …………………………… 47
脂肪細胞の総数 ………………………… 88
脂肪細胞の肥大 ………………………… 88
脂肪細胞の平均サイズ ………………… 47
脂肪組織 ……………………………6，90
脂肪の代謝回転 ………………………… 120
重水希釈法 ……………………………… 33
重水素 …………………………………… 33
症候性痩せ ……………………………… 109
食欲抑制作用 …………………………… 128
除脂肪量 …………………………7，49，67
女性基準体 ……………………………… 40
女性長距離ランナー …………………… 115
身体活動による身体組成の変化 ……… 68
人体計測法 ……………………………… 23
身体組成 ………………………………… 1

身体組成研究 ………………………7，11
人体の主要元素 ………………………… 2
身体密度の測定誤差 …………………… 22
水中体重 ………………………………… 19

せ

性固有の脂肪 …………………………… 113
摂食中枢 ………………………………… 126
セット・ポイント ……………………… 126
全身 ^{40}K 計数法 ………………………… 15
先天的レプチン欠損症 ………………… 131

そ

痩身症候群 ……………………………… 112
総体水分量 ……………………………… 29
総体水分量の測定 ……………………… 31
相対的な過食状態 ……………………… 87
組織 ……………………………………… 5
solvitur ambulando …………………… 144

た，ち

体脂肪率 ………………………………… 74
体内深部脂肪重量 ……………………… 76
体内総水分量 …………………………… 3
脱共役蛋白質 …………………………… 91
単純性痩せ ……………………………… 109
炭水化物 ………………………………… 4
男性基準体 ……………………………… 40
蛋白質 …………………………………… 4
中性子活性化法 ………………………… 15
直立二足歩行 …………………………… 137
貯蔵脂肪 ………………………………… 113

て, と

D₂O 濃度 …………………………… 34
電圧検出電極 ……………………… 38
電流注入電極 ……………………… 38

トウガラシ ………………………… 119
特異動的作用 ……………………… 58
トレーサー ………………………… 32

に

二次性肥満 ………………………… 83
二重エネルギー X-線吸収法 ……… 15
二重光子吸収法 …………………… 15
2 成分モデル ……………………… 6
日本人の基準体 …………………… 43
日本人の皮下脂肪厚 ……………… 75
人間環境 …………………………… 133
人間環境要因 ……………………… 45

は, ひ

% BF 推定式 ……………………… 18
白色脂肪細胞 ……………………… 91
発育 ………………………………… 46
発達 ………………………………… 46

BMI の推移 ………………………… 73
BMI-rebound ……………………… 99
皮下脂肪厚 ………………………… 23
皮下脂肪厚測定の再現性 ………… 25
皮下脂肪厚の増加 ………………… 48
皮下脂肪厚の測定法 ……………… 24
皮下脂肪厚法の基本原理 ………… 26
皮下脂肪厚法の欠点 ……………… 27
皮下脂肪重量 ……………………… 76

肥大性肥満 ………………………… 94
必須脂肪 …………………………… 6, 113
非必須脂肪 ………………………… 6
ピマ・インディアン ……………… 84
肥満 ………………………………… 83
肥満遺伝子産物 …………………… 127
肥満者増加の状況 ………………… 86
肥満の基準 ………………………… 97
標準体重 …………………………… 42, 97
秤量プラットホーム ……………… 19

ふ

V/S 比 ……………………………… 103
腹囲と臀囲の測定場所 …………… 104
腹部型肥満 ………………………… 94
腹部内臓脂肪型肥満 ……………… 106
プラスのエネルギー・バランス … 85

へ, ほ

閉回路酸素希釈法 ………………… 20
平均身長 …………………………… 71
平均体重 …………………………… 71
β_3-アドレナリン受容体遺伝子 …… 92
β-レセプター …………………… 91

歩行運動 …………………………… 143
拇指対向性 ………………………… 141
body mass index ………………… 71

ま, む

マイナスのエネルギー・バランス … 59
マルチプル・リスファクター …… 106
満腹中枢 …………………………… 126

無機質 ……………………………… 4

索引

や, ゆ, よ

痩せ ………………………………… 109

有酸素性運動 ……………………… 63

予測式の選択 ……………………… 39
4 表面-電極法 ……………………… 37

ら, り, れ

Rubner 係数 ……………………… 56

リポ蛋白リパーゼ ……………… 90, 101

レプチン ………………………… 126
レプチン抵抗性 ………………… 131
連合性肥満 ……………………… 94

著者紹介

小宮秀一 こみやしゅういち
- 1941年　福岡県に生まれる
- 1964年　東京教育大学（現　筑波大学）体育学部卒業
- 現在　九州大学健康科学センター　教授
　　　（大学院人間環境学研究科行動システム専攻教授）
- 専門：運動生理学（身体構成学）
- 著書：『体組成の科学』朝倉書店，1988
　　　『身体組成の科学』不昧堂出版，1998
　　　『からだにたまる脂肪の不思議』不昧堂出版，1998
　　　『立たない・歩かない・日本人の健康』不昧堂出版，1999
　　　『身体組成研究の基礎と応用』大修館書店，2001

中尾武平 なかおたけひら
- 1979年　鹿児島県に生まれる
- 2002年　川崎医療福祉大学医療技術学部卒業
- 現在　九州大学大学院人間環境学府行動システム専攻
　　　健康行動学講座修士課程
- 専門：身体構成学

健康行動の科学
身 体 組 成 学
―栄養・運動・健康―

定価はカバーに表示してあります。

2002年11月30日　1版1刷発行　　　　ISBN4-7655-0237-6 C3075

著　者	小　宮　秀　一	
	中　尾　武　平	
発行者	長　　　祥　　　隆	
発行所	技報堂出版株式会社	

〒102-0075　東京都千代田区三番町8-7
　　　　　　　　（第25興和ビル）
電話　営　業　(03)(5215)3165
　　　編　集　(03)(5215)3161
FAX　　　　　(03)(5215)3233
振替口座　00140-4-10
http://www.gihodoshuppan.co.jp

日本書籍出版協会会員
自然科学書協会会員
工学書協会会員
土木・建築書協会会員

Printed in Japan

装幀　海保透　印刷・製本　技報堂

© Shuichi Komiya, Takehira Nakao, 2002

落丁・乱丁はお取り替え致します．
本書の無断複写は，著作権法上での例外を除き，禁じられています．

●小社刊行図書のご案内●

書名	編著者	判型・頁
栄養学ハンドブック（第三版）	編集委員会編	A5・946頁
キチン，キトサンハンドブック	キチン，キトサン研究会編	A5・572頁
人間科学計測ハンドブック	日本生理人類学会計測研究部会編	A5・650頁
騒音制御工学ハンドブック	日本騒音制御工学会編	B5・1308頁
人間工学基準数値数式便覧	佐藤方彦監修	B5・462頁
アプローチ生体成分—食物・栄養・健康の化学	五明紀春ほか著	A5・240頁
健康スポーツ科学	黒川隆志ほか著	A5・174頁
環境科学—人間環境の創造のために	天野博正著	A5・296頁
健康と環境の工学	北海道大学衛生工学科編	A5・272頁

●はなしシリーズ

書名	著者	判型・頁
栄養と遺伝子のはなし—分子栄養学入門	佐久間慶子著	B6・208頁
ビタミンのはなし	吉田勉・布施眞里子著	B6・202頁
長生きのはなし	佐藤方彦編著	B6・222頁
身近な寄生虫のはなし	宇賀昭二・木村憲司著	B6・192頁
発ガン物質のはなし	酒井弥著	B6・158頁
においのはなし—アロマテラピー・精油・健康を科学する	荘司菊雄著	B6・232頁
クローンのはなし—応用と倫理をめぐって	下村徹著	B6・210頁

技報堂出版　TEL 編集03(5215)3161 営業03(5215)3165　FAX 03(5215)3233